现代常见病护理规范

XIANDAI CHANGJIANBING HULI GUIFAN

主编　胡淑丽　王雪琳　张秀英　何　利

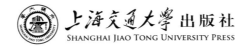

上海交通大学出版社
SHANGHAI JIAO TONG UNIVERSITY PRESS

内容提要

本书详细叙述了神经内科疾病护理、呼吸内科疾病护理、消化内科疾病护理、肾内科疾病护理、血液内科疾病护理、内分泌科疾病护理及普外科疾病护理等内容，并对每个疾病的病因病理、发病机制、临床表现和护理措施做了具体介绍。本书是一本集权威性、前沿性和可操作性于一体的护理学专著，适合各级护理工作者参考、研读。

图书在版编目（CIP）数据

现代常见病护理规范 / 胡淑丽等主编. --上海 ：
上海交通大学出版社，2022.8
　　ISBN 978-7-313-27155-6

　　Ⅰ．①现⋯ Ⅱ．①胡⋯ Ⅲ．①常见病—护理 Ⅳ.
①R47

中国版本图书馆CIP数据核字（2022）第133562号

现代常见病护理规范
XIANDAI CHANGJIANBING HULI GUIFAN

主　　编：胡淑丽　王雪琳　张秀英　何　利
出版发行：上海交通大学出版社　　　　　　　地　　址：上海市番禺路951号
邮政编码：200030　　　　　　　　　　　　　电　　话：021-64071208
印　　制：广东虎彩云印刷有限公司
开　　本：710mm×1000mm　1/16　　　　　　经　　销：全国新华书店
字　　数：221千字　　　　　　　　　　　　　印　　张：12.75
版　　次：2023年1月第1版　　　　　　　　　插　　页：2
书　　号：ISBN 978-7-313-27155-6　　　　　　印　　次：2023年1月第1次印刷
定　　价：198.00元

前言

FOREWORD

护理工作是医疗工作的重要组成部分，它的任务是促进健康、预防疾病、恢复健康和减轻痛苦。随着医学科学与相关科学的发展和在某个特定时期人们对健康定义的认识和需求的不断提高，许多护理专业的新知识、新技术和新方法相继面世，使护理学科面临着多元化的变更，从而加快了护理模式的转变，推动了护理学新理论、新技术的发展，也促使"以患者为中心"的整体护理模式广泛开展。因此，编著一本既准确实用，又能反映最新护理学规范的书籍就显得尤为重要。我们根据自身多年的临床护理经验，在参阅国内外大量最新、最权威的相关书籍的基础上编写了《现代常见病护理规范》一书。

本书紧密结合当前护理学的发展进程，详细叙述了神经内科疾病护理、呼吸内科疾病护理、消化内科疾病护理、肾内科疾病护理、血液内科疾病护理、内分泌科疾病护理、普外科疾病护理和妇产科疾病护理的内容，并对每个疾病的病因病理、发病机制、临床表现和护理措施做了具体介绍，可以让读者直观形象地了解到现阶段护理学的最新进展，同时也为临床护理提供了科学依据。

本书秉承整体护理观念，将基础理论与临床实践相结合，内容详略得当，条理清晰，专科护理特点突出，具有很高的实用价值，是一本集权威性、前沿性和可操作性于一体的护理学书籍,适合各级护理工作者参考、研读。

由于编写时间仓促和缺乏经验,书中存在的不足和错误之处,恳请各位读者予以指正,以便进一步修订完善。

《现代常见病护理规范》编委会
2022 年 1 月

目 录
CONTENTS

第一章 神经内科疾病护理

第一节 脑 出 血

脑出血是指原发性非外伤性脑实质内血管破裂引起的出血,多数发生在大脑半球,脑干和小脑出血占少数。

一、病因

(一)动静脉血管畸形

血管壁发育异常,易导致出血。

(二)高血压并发细小动脉硬化

高血压并发细小动脉硬化为脑出血最常见病因,多数在高血压和动脉粥样硬化并存的情况下发生。

(三)颅内动脉瘤

颅内动脉瘤主要是先天性动脉瘤,其次是动脉粥样硬化性动脉瘤和外伤性动脉瘤。

(四)其他

脑动脉粥样硬化、脑底异常血管网病、血液病(如白血病、血小板减少性紫癜、再生障碍性贫血、红细胞增多症、血友病、镰状细胞病等)、抗凝及溶栓治疗。

二、临床表现

出血的临床表现不一,主要取决于出血量和出血部位,若出血部位在脑干,即使出血量不大,病情也比较危急。

(一)临床特点

(1)脑出血常见于 50 岁以上的患者,男性多于女性,冬春季节易发,常有高血压病史。

(2)多在情绪激动或活动时突然发病,发病后病情常于数分钟至数小时内达到高峰。

(3)脑出血发病后血压明显升高,并出现头痛、呕吐及不同程度的意识障碍,如嗜睡、昏迷等。

(二)表现分型

由于出血部位和出血量不同,临床表现各异,分述如下。

1.基底核区出血

(1)壳核出血:最常见,占脑出血的 50%～60%,由豆纹动脉尤其是其外侧支破裂所致。壳核出血最常累及内囊而出现偏瘫、偏身感觉障碍及偏盲,还可出现双眼球向病灶对侧同向凝视不能。优势半球受累可有失语。

出血量小时,临床症状轻,预后较好;出血量较大时,临床症状重,可出现意识障碍,诱发脑疝而导致死亡。

(2)丘脑出血:占脑出血的 10%～15%。由丘脑膝状体动脉和丘脑穿通动脉破裂所致,常有对侧偏瘫、偏深感觉障碍,通常感觉障碍重于运动障碍。深浅感觉均受累,而深感觉障碍更明显。可有特征性眼征,如上视不能或凝视鼻尖、眼球偏斜或分离性斜视、眼球汇聚障碍和无反应性小瞳孔等。

小量丘脑出血致丘脑中间腹侧核受累可出现运动性震颤和帕金森综合征样表现;累及丘脑底核或纹状体可呈偏身舞蹈-投掷样运动;优势侧丘脑出血可出现丘脑性失语、精神障碍、认知障碍和人格改变。

(3)尾状核头出血:较少见,多由高血压动脉粥样硬化和血管畸形破裂所致。一般出血量不大,多经侧脑室前角破入脑室。常有头痛、呕吐、颈项强直及精神症状,神经系统功能缺损症状并不多见,故临床表现酷似蛛网膜下腔出血。

2.脑叶出血

脑叶出血占脑出血的 5%～10%,常由脑动脉畸形、血管淀粉样病变、血液病等所致。出血以顶叶最常见,其次为颞、枕、额叶,也有多发脑叶出血病例。如额叶出血可有偏瘫、尿便障碍、Broca 失语、摸索或强握反应等;颞叶出血可有Wernicke 失语、精神症状、对侧上象限盲、癫痫;枕叶出血可有视野缺损;顶叶出血可有偏身感觉障碍、轻偏瘫、对侧下象限盲,非优势半球受累可有构象障碍。

3.小脑出血

小脑出血约占脑出血的10%,多由小脑上动脉分支破裂所致。常有头痛、呕吐、眩晕和共济失调等症状,起病突然,可伴有枕部疼痛。出血量较少者,主要表现为小脑受损症状,如患侧共济失调、眼震和小脑语言等,多无瘫痪;出血量较多者,尤其是小脑蚓部出血者,病情进展迅速,发病时或病后12~24小时出现昏迷及脑干受损征象,如双侧瞳孔缩小如针尖样、呼吸不规则等。暴发型则常突然昏迷,在数小时内迅速死亡。

4.脑干出血

(1)脑桥出血:约占10%,多由基底动脉脑桥支破裂所致,出血灶多位于脑桥基底部与被盖部之间。大量出血累及双侧被盖部和基底部,常破入第四脑室,患者迅速出现昏迷、双侧针尖样瞳孔、呕吐咖啡样胃内容物、中枢性高热、中枢性呼吸障碍、眼球浮动、四肢瘫痪和去大脑强直发作等症状。小量出血可无意识障碍,表现为交叉性瘫痪和共济失调性瘫痪,两眼向病灶侧凝视麻痹或核间性眼肌麻痹。

(2)中脑出血:少见,常有头痛、呕吐及意识障碍。轻症患者表现为一侧或双侧动眼神经不全麻痹、眼球不同轴、同侧肢体共济失调;重症患者表现为深昏迷、四肢弛缓性瘫痪,可迅速死亡。

(3)延髓出血:更为少见,临床表现为突然出现意识障碍,影响生命体征。如呼吸、心跳、血压改变,继而死亡。

5.脑室出血

脑室出血占脑出血的3%~5%,分为原发性和继发性脑室出血。原发性脑室出血多由脉络丛血管或室管膜下动脉破裂所致,继发性脑室出血是指脑实质出血破入脑室。常有头痛、呕吐等症状,严重者出现意识障碍,如深昏迷、脑膜刺激征、针尖样瞳孔、眼球分离斜视或浮动、四肢迟缓性瘫痪及去脑强直发作、高热、呼吸不规则、脉搏和血压不稳定等症状。临床上易误诊为蛛网膜下腔出血。

三、治疗

治疗原则为安静卧床、脱水降颅内压、调整血压、防治继发性出血、加强护理,防止出现并发症,以挽救生命,降低病死率、残疾率和减少复发。

(一)内科治疗

1.一般治疗

卧床休息,保持呼吸道通畅,吸氧,鼻饲,预防感染等。

2.调控血压

急性期脑出血患者的血压一般比平时高,是由于脑出血后颅内压增高。为保证脑组织供血的代偿性变化,颅内压下降时,血压也会下降。因此脑出血急性期一般不主张应用降压药物。当收缩压超过 200 mmHg 或舒张压超过 110 mmHg 时,可适当给予作用温和的药物。急性期后,血压持续过高时可应用降压药物。

3.控制脑水肿

药物治疗。

(1)20%甘露醇。

(2)病情比较平稳时可用甘油果糖。

(3)呋塞米。

4.止血药和凝血药

止血药和凝血药仅用于并发消化道出血或有凝血障碍时。

(二)手术治疗

通常下列情况考虑手术治疗。

(1)基底核区中等量以上出血(壳核出血≥30 mL、丘脑出血≥15 mL)。

(2)小脑出血≥10 mL,或直径≥3 cm,或合并明显脑积水。

(3)重症脑室出血(脑室铸型)。

(4)合并脑血管畸形、动脉瘤等血管病变。

四、护理评估

(一)病史

1.起病情况

是否在活动时发病;有无诱因;有无剧烈头痛、喷射性呕吐、嗜睡或烦躁不安等颅内压增高的表现。

2.病因与危险因素

患者是否患有高血压、动脉粥样硬化、血液病等疾病或有脑卒中的家族史,是否进行过溶栓、抗凝治疗及目前用药情况。

3.既往史和个人史

患者是否有除危险因素以外的其他病史,如外伤史、手术史、过敏史或中毒史等。了解患者的生活方式与饮食习惯等。

(二)身体评估

评估患者的意识状态、瞳孔的变化;语言障碍及其程度;有无肢体瘫痪,肌张力如何;有无吞咽困难及饮水呛咳;有无排便、排尿障碍;有无脱水征和营养失调;脑膜刺激征和病理反射是否呈阳性。

(三)辅助检查

(1)CT 扫描是诊断脑出血的首选方法,评估头部 CT 检查是否呈均匀高密度影像。

(2)MRI 检查脑干和小脑的出血病灶,但对急性脑出血诊断不及 CT 检查。

(3)MRA、DSA 检查能发现脑血管畸形、血管瘤等病变。

(4)脑脊液压力有无增高,颜色是否正常。

(5)血常规、心电图检查和胸部 X 线检查有无异常。

(四)心理-社会评估

评估患者及家属对疾病的认识及对患者的支持,患者有无焦虑、恐惧心理等。

五、护理措施

(一)急性意识障碍的护理

1.休息与安全

急性期绝对卧床休息 2～4 周,床头抬高 15°～30°,以减轻脑水肿。恢复期遵医嘱进行 CT 检查,根据血肿吸收恢复情况,逐步变换体位,可由卧位至坐位,再由坐位至立位,由立位至床边短暂活动,最后离床短距离行走。总之,应循序渐进,不可因突然的体位变化,或体位变化幅度过大而加重出血,或诱发二次出血。保持环境的安静整洁,严格限制探视次数和人数,避免患者情绪激动和各种刺激,各项治疗及护理操作集中进行,防止因血压波动加重病情。谵妄、躁动患者加保护性床挡,必要时用约束带适当约束,使用时需家属知情同意并签字。

2.病情监测

严密观察病情变化,判断昏迷程度,定时测量生命体征、意识、瞳孔并详细记录,使用脱水药物时注意监测尿量与水、电解质的变化,防止出现低钾血症或肾功能受损。

3.生活护理

给予高蛋白、高维生素、低盐、低脂、清淡及易消化的饮食;有吞咽障碍的患者,遵医嘱留置胃管,给予鼻饲饮食,注意防止误吸;每 2 小时更换 1 次体位,肥胖或消瘦患者应增加翻身次数,条件允许者可使用气垫床,但一定要告诉患者家属使用气垫床不能代替翻身,防止发生压疮;更换体位时动作要轻柔,尽量减少头部的搬动幅度,可以考虑采用"轴线翻身",防止加重出血症状;保持环境的整洁、舒适,做好口腔护理、皮肤护理和大小便护理,每天擦浴1~2次;指导患者不能用力排便,便秘时酌情灌肠或给予缓泻剂促进排便,防止因用力排便诱发二次出血;保持肢体功能位置,指导并协助肢体被动运动,防止指关节僵硬、挛缩或畸形。

(二)潜在并发症的护理

1.脑疝

病室温湿度适宜,定期开窗通风,光线柔和,减少人员探视。患者取头高位,床头抬高15°~30°,做好基础护理。还要注意以下几点:①改变脑组织灌注量异常;②清理呼吸道;③改变躯体移动障碍;④潜在并发症的护理。

2.上消化道出血

(1)注意观察患者有无上腹部疼痛、上腹部饱胀不适、恶心、呕吐及黑便等症状和体征。鼻饲的患者每次鼻饲前先回抽胃液,并观察胃液的颜色、性质和量,如为咖啡色或血性,提示发生出血;如大便呈黑色或柏油样,亦提示有出血,应留取胃液或粪便标本做潜血试验。护士工作要有预见性,对有应激性溃疡危险的患者,尽早留置胃管,监测潜血试验结果,指导患者取侧卧位,或平卧位头偏向一侧,防止呕吐物误入呼吸道引起窒息或吸入性肺炎。观察患者有无面色苍白、口唇发绀、呼吸急促、烦躁不安、皮肤湿冷及血压下降等失血性休克的表现,一旦出现立即报告医师,建立静脉通道,遵医嘱予补充血容量,进行止血、抗休克处理。

(2)出血期间遵医嘱禁食,出血停止后给予清淡、易消化、无刺激性及营养丰富的饮食,如面条、蛋羹等。避免进食刺激、粗糙、干燥的食物,如馒头、坚果等;少量多餐,防止损伤胃黏膜。

(三)用药护理

(1)脱水利尿药、降压药及止血药护理。

(2)使用抗生素时,要详细询问过敏史;进行过敏试验,保证用药安全。

(3)镇静类药物对呼吸有抑制作用。因此,防止因用药而产生呼吸抑制。

(4)静脉补充钾、钠时应遵从补钾"四不宜"原则,防止输入高渗药物引发静脉炎,若发生静脉炎,可使用50%硫酸镁热湿敷。

(四)康复护理

脑出血后只要患者的生命指征平稳、病情不再进展,应尽早进行康复护理。

早期分阶段综合康复护理对恢复患者的神经功能、提高生活质量有益。

(五)心理护理

对意识清楚的患者,护士应关注其心理状况,做好心理护理,鼓励其树立战胜疾病的信心;有意识障碍的患者,护士应安慰、指导其家属,取得配合,关心支持患者,争取早日康复。

第二节 脑 梗 死

脑梗死又称缺血性脑卒中,是指由脑部血液供应障碍、缺血及缺氧导致的局限性脑组织的缺血性坏死或软化。

一、临床表现

(一)临床特点

多数患者起病较缓,常在安静休息时或睡眠中发病。部分患者在发作前有头晕、头痛及肢体无力等前驱症状,约1/3的患者发病前曾有脑缺血史。神经系统局灶性表现多在数小时或2天内达到高峰。一般无意识障碍或意识障碍相对较轻,且出现较晚。

(二)典型表现

1.颈内动脉血栓形成

多累及一侧大脑半球,出现对侧偏瘫、偏身感觉障碍、对侧同向偏盲等,优势半球受累可出现失语。

2.椎-基底动脉血栓形成

多累及脑干和小脑,眩晕最多见,并伴有恶心、呕吐、眼球震颤、复视、构音障碍、共济失调及吞咽困难等。基底动脉主干闭塞时,可出现延髓性麻痹、交叉性瘫痪、四肢瘫及昏迷等,病情进展迅速者可致死亡。

(三)临床类型

依据症状和体征的演进过程分为以下几类。

1.完全性卒中

病变进展迅速,多于起病6小时内达到高峰,神经功能缺失症状较重且完全。

2.进展性卒中

神经功能缺失症状在 48 小时内呈渐进性加重。

3.可逆性缺血性神经功能缺失

神经功能缺失症状较轻,但持续存在,一般在 3 周内恢复。

二、病因及发病机制

(一)血管壁本身的病变

最常见的是动脉粥样硬化,且常常伴有高血压、糖尿病及高脂血症等危险因素。其可导致各处脑动脉狭窄或闭塞性病变,但以大中型管径的动脉受累为主,颅内动脉病变较颅外动脉病变更多见。其次为脑动脉壁炎症,如结核、梅毒及结缔组织病等。此外,先天性血管畸形、血管壁发育不良等也可引起脑梗死。

由于动脉粥样硬化好发于大血管的分叉处和弯曲处,故脑血栓形成的好发部位为颈动脉的起始部和虹吸部、大脑中动脉起始部、椎动脉及基底动脉中下段等。当这些部位的血管内膜上的斑块破裂后,血小板和纤维素等血液中的有形成分随后黏附、聚集、沉积形成血栓,而血栓脱落形成栓子可阻塞远端动脉导致脑梗死。

脑动脉斑块也可造成管腔本身的明显狭窄或闭塞,引起灌注区域内的血液压力下降、血流速度减慢和血液黏度增加,进而产生局部脑区域供血减少或促进局部血栓形成,从而出现脑梗死症状。

(二)血液成分改变

真性红细胞增多症、高黏血症、高纤维蛋白原血症、血小板增多症及口服避孕药等均可导致血栓形成。少数病例可有高水平的抗磷脂抗体、蛋白 C、蛋白 S 或抗血栓Ⅲ缺乏伴发的高凝状态等。这些因素也可以造成脑动脉内的栓塞事件发生或原位脑动脉血栓形成。

(三)不良生活习惯

1.吸烟、酗酒

在脑血管病患者中吸烟人数显著高于非脑血管病患者的对照组,并且每天吸烟量与脑血管病的发生呈正相关,酗酒是高血压显著的危险因素,而高血压是最重要的脑血管病的危险因素。

2.便秘

中医学认为,脑血管病的发病具有一定的规律性,与便秘可能相关,应通过饮食结构调整及养成规律性排便习惯,有助于降低脑血管病发生的可能性。

3.体育锻炼,超重与脑血管病

在脑血管病患者中平时进行体育锻炼的人数比例显著低于非脑血管病对照组,而脑血管病超重人数显著高于非脑血管病对照组。因此,平衡饮食,控制体重与体育锻炼相结合,可以降低发生脑血管病的发病率。

4.高盐饮食

一般认为,高盐饮食是高血压的危险因素。高血压是最重要的脑血管病的危险因素,故提倡低盐饮食,饮食中可适当增加醋的摄入量以利于钙的吸收。

(四)遗传家族史

临床上,许多人即使具备上述脑血管病危险因素却没有发生脑血管病,而另外一些不具备上述脑血管病危险因素的人却患了脑血管病,说明脑血管病的发生还与其他因素有关,尤其是与遗传因素有关。一般认为,多数脑血管病的发病是多因素造成的,是遗传与环境因素共同作用的结果。

三、辅助检查

CT 检查可除外脑出血,24 小时后脑梗死区出现低密度灶,也可做 MRI 检查。

四、诊断要点

中老年人既往有高血压、糖尿病及心脏病史等,于安静休息时出现神经系统定位体征,如偏瘫、失语等局灶性神经功能障碍,或其他脑局灶性症状。一般无明显的意识障碍,应考虑脑梗死的可能,需及时做脑 CT 扫描或脑 MRI 检查,有助于确诊。

五、治疗

(一)治疗原则

改善脑血液循环,增进缺血区的血液灌流,挽救缺血半暗带的脑细胞。

(二)治疗目的

减少脑组织损伤,消除脑水肿,防止并发症出现,降低病死率和致残率。

(三)治疗措施

急性期溶栓治疗使血管再通,减轻脑水肿,缩小梗死灶,保护脑细胞;恢复期坚持康复锻炼,促进神经功能恢复。

六、护理诊断

(一)躯体活动障碍

躯体活动障碍与脑血栓形成、导致肢体瘫痪有关。

(二)自理缺陷

自理缺陷与瘫痪有关。

(三)语言沟通障碍

语言沟通障碍与失语有关。

(四)焦虑

焦虑与肢体瘫痪、沟通困难、康复效果欠佳、缺乏支持等有关。

(五)有失用综合征的危险

失用综合征的危险与肢体瘫痪、长期卧床及未能及时执行肢体康复锻炼等有关。

(六)知识缺乏

缺乏有关脑血栓形成的预防保健知识。

七、护理措施

(一)休息与体位

急性期绝对卧床休息,避免搬动;一般取平卧位,头部禁用冷敷,以防止脑血流量减少。

(二)遵医嘱应用溶栓药

在发病6小时内采用溶栓方法进行治疗,迅速溶解血栓,使缺血区血液再灌注,挽救缺血半暗带,防止脑细胞进一步发生不可逆性损伤。常用溶栓药物有尿激酶、阿替普酶。严格掌握溶栓治疗的适应证、禁忌证、药物剂量,监测出血时间、凝血时间、凝血酶原时间,观察有无继发性皮肤黏膜及内脏出血征象。

(三)遵医嘱应用抗凝血药

目的在于防止血栓扩展和溶栓后再闭塞。常用药物有肝素、低分子肝素及华法林等。

(四)病情观察

定时监测并记录生命体征、意识状态、瞳孔变化,观察有无头痛、呕吐等,及时发现脑缺血加重、颅内压增高的征象,一旦发现异常及时报告医师,并积极配合处理。

(五)生活照顾

根据患者自理能力缺陷的程度,向患者提供生活照顾和帮助,指导、协助患者做好生活护理。如洗漱、进食、如厕、坐轮椅等;保持环境整洁、干燥;协助卧床患者定时翻身、拍背、按摩关节和骨隆突部位,预防压疮发生;指导患者保持口腔清洁,早晚间用温水全身擦洗,促进患肢血液循环;指导患者学会使用便器,保持大小便通畅和会阴部清洁;将日常用品和呼叫器置于患者伸手可及处,便于患者使用。

(六)合理饮食

鼓励无吞咽困难的患者自行进食,少量多餐;给予低盐、低糖、低脂、低胆固醇、含有丰富维生素及足量纤维素的无刺激性食物,多食芹菜、豆类、鱼、香蕉及醋等;有面肌麻痹者,应将食物送至口腔健侧的舌后部;有吞咽困难及呛咳者,加强吞咽功能训练,做好进食护理,防止误吸发生;昏迷患者应鼻饲流质饮食,保证每天的摄入量。

(七)心理护理

关心、尊重患者,向患者耐心解释不能说话或吐字不清的原因,避免挫伤其自尊心;鼓励患者大声说话,对患者取得的进步应及时给予肯定和表扬;鼓励家属、朋友多与患者交流,耐心倾听其每一个问题。

(八)健康教育

指导患者和家属了解脑血栓形成的基本病因、主要危险因素和危害,告知本病的早期症状和就诊时机,教会患者本病的康复知识与自我护理方法;应鼓励患者树立信心,在肢体和语言康复过程中循序渐进、持之以恒,改正急于求成的心理。

第三节　帕金森病

帕金森病(Parkinson's disease,PD)又名震颤麻痹,是一种常见的神经系统变性疾病。主要病变在黑质和纹状体,主要临床特征为震颤、肌强直及运动减少。

一、病因及发病机制

帕金森病的确切病因至今未明。年龄老化、遗传因素及环境因素等均可能参与 PD 多巴胺能神经元的变性死亡过程。

(一)年龄老化

PD 的发病率和患病率均随年龄的增高而增加。PD 多在 60 岁以上发病,这提示发病与衰老有关。资料表明,随年龄增长,正常成年人脑内黑质多巴胺能神经元会呈渐进性减少。但 65 岁以上老年人中 PD 的患病率并不高。因此,年龄老化只是 PD 发病的危险因素之一。

(二)遗传因素

遗传因素在 PD 发病机制中的作用越来越受到学者们的重视。自 20 世纪 90 年代后期第一个帕金森病致病基因 α-突触核蛋白发现以来,目前发现至少有 6 个致病基因与家族性帕金森病相关。但帕金森病患者中仅 5%～10% 有家族史,大部分还是散发病例。遗传因素也只是 PD 发病的危险因素之一。

(三)环境因素

人们早已注意到锰中毒、一氧化碳中毒、吩噻嗪及丁酰苯类药物能使人产生 PD 症状。

(四)其他

除了年龄老化、遗传因素及环境因素外,脑外伤、吸烟及饮咖啡等因素也可能增加或降低罹患 PD 的危险性。吸烟与 PD 的发生呈负相关,这在多项研究中均得到了一致的结论。咖啡因也具有类似的保护作用。严重的脑外伤则可能增加患 PD 的风险。

总之,帕金森病可能是多个基因和环境因素相互作用的结果。

二、临床表现

本病发病年龄在 40～70 岁,起病高峰在 50～60 岁,男性多于女性。起病隐匿、缓慢进展,常以少动、迟钝或姿势改变为首发症状。逐渐加剧主要有静止性震颤、肌张力增高、运动迟缓或运动缓慢、自主神经障碍。

（一）症状

1.早期症状

患者最早期的症状常难以察觉，易被忽略。患者活动缺乏灵活性，少动，逐渐出现脊柱、四肢不易弯曲。随着病情进展表现为步幅变小，说话声音变小，颈、背、肩部及臀部疼痛、疲劳，睑裂轻度变宽，呈凝视状。

2.典型症状

（1）震颤：常为首发症状，占 PD 患者的 80％。特点为静止性震颤，主动运动时不明显。多由一侧上肢的远端开始，然后逐渐扩展到同侧下肢及对侧上、下肢。下颌、口唇、舌头及头部一般均最后受累，震颤频率为 4～8 次/秒，激动及疲劳时加重，睡眠时消失。

（2）肌强直：PD 患者的肌强直是由于锥体外系肌张力增高。由于肌张力增高及不平衡常表现为姿势的异常：呈头部前倾，躯干前弯，上肢前臂内收，肘关节屈曲，腕关节直，掌指关节屈曲的特殊姿势。老年患者肌强直可引起关节疼痛，是由肌张力增高使关节的血供受阻所致。

（3）运动迟缓：PD 中基底节功能不全的特征性症状，严重者呈现为运动不能。表现为各种动作缓慢，如系鞋带穿衣、剃须刷牙等动作缓慢或困难。

（4）自主神经功能障碍：常见唾液分泌过多致流涎，皮脂腺过度分泌及出汗增多，使皮肤尤其是面部皮肤油腻，血压偏低易出现直立性低血压，但很少出现晕厥，以老年患者多见。患者可有顽固性便秘、排尿不尽、滴尿、尿失禁等表现，其病理学基础为迷走神经背核损害及交感神经功能障碍。

（5）精神障碍：常见为抑郁症。约 40％的 PD 患者在其病程中有抑郁症状，其特征性表现为厌食、睡眠障碍和性欲缺乏。其次为痴呆，其在 PD 中发生率为 12％～20％，且其一级亲属中患有痴呆危险性极高。其他症状有情感淡漠、思维迟钝及缓慢性格改变等。

（二）体征

1.早期特征

眨眼率减少，通常健康人眨眼频率在 15～20 次/分，而 PD 患者可减少至 5～10 次/分。

2.典型体征

（1）"纹状体手"呈掌指关节屈曲，近端指间关节伸直，远端指间关节屈曲。同时亦可发生足畸形。

（2）轻叩眨眼不止患者的鼻梁或眉间不能抑制瞬目反应。

（3）动眼危象：眼外肌发生强直痉挛，造成双眼固定偏斜某方向，通常两眼球上视者常见，侧视及下视者少见，反复发作，常常合并有颈、口和肌痉挛。

（4）开睑及闭睑失用，不自主的提睑肌抑制及眼轮匝肌抑制。

3.不典型体征

膝反射变异大，可以正常，亦难于引出，亦可活跃，仅限于单侧的 PD 患者，双侧膝反射对称的，呈屈曲性的反射，下额反射和额反射很少增高。

三、辅助检查

（一）常规检查

一般均在正常范围内，个别可有高脂血症、糖尿病异常心电图等改变。

（二）血脑脊液检查

可检出多巴胺水平降低，其代谢产物高香草酸浓度降低。5-羟色胺的代谢产物与 5-羟吲哚醋酸含量减低；多巴胺 β 羟化酶降低；脑脊液中生长抑素明显降低及氨基丁酸水平减低等。

（三）脑 CT 检查及 MRI 检查

一般，无特征性所见。老年患者可有不同程度脑萎缩、脑室扩大，部分患者伴脑腔隙性梗死灶，个别出现基底节钙化。

（四）其他检查

相关检查 5-羟色胺、心电图、总磷脂、维生素 A、脑脊液及脱氧核糖核酸染色。

四、护理措施

（一）病情观察

观察有无静止性震颤、肌强直、运动缓慢或少动、姿势平衡障碍及吞咽功能情况。

（二）饮食护理

给予含有高热量、高纤维素、低盐、低脂及适量优质蛋白的易消化饮食，吞咽困难的患者给予鼻饲饮食。

（三）休息和体位

疾病早期鼓励患者坚持适当运动锻炼，卧床患者采取舒适卧位。

（四）用药护理

注意观察抗组胺药金刚烷胺、左旋多巴等药物不良反应；服左旋多巴期间忌服维生素 B$_6$、利血平、氯丙嗪等药物，以免降低药物疗效或导致直立性低血压。

（五）安全护理

对于上肢震颤未能控制、日常活动笨拙的患者，应谨防烫伤、烧伤，对有错觉、幻觉、欣快、抑郁、精神错乱、意识模糊及智能障碍的患者应特别强调专人陪护。护士应严格遵循交接班制度，避免发生自伤、坠床、坠楼、走失及伤人等意外。

（六）心理护理

对于言语不清、构音障碍的患者，应耐心倾听；指导患者使用手势、纸笔、画板等沟通方式与他人交流；沟通过程中注意尊重患者，不可随意打断患者说话。

（七）家庭护理

1.复查时间

遵医嘱按时复查，注意携带出院小结。

2.饮食指导

给予高热量、高纤维素、低盐、低脂、含适量优质蛋白的易消化饮食，主食以五谷类为主，多吃粗粮和新鲜蔬菜、水果，多喝水，减轻腹胀，防止便秘；适当进食奶制品和肉类、蛋、豆类；少吃油、盐、糖。钙质有利于预防骨质疏松，每天应补充 1 000～1 500 mg 钙质。

3.休息指导

坚持适当的运动和体育锻炼，做力所能及的家务劳动等，可以延缓身体功能障碍的发生和发展。

4.运动指导

坚持主动运动，如散步、打太极拳等，保持关节活动的最大范围；加强日常生活动作训练，进食、洗漱及穿脱衣服等应尽量自理；卧床患者协助其被动活动关节和按摩肢体，预防关节僵硬和肢体挛缩。

5.疾病知识指导

患者因震颤和不自主运动，出汗多，保持皮肤卫生；中晚期患者因运动障碍，卧床时间增多，应预防压疮的发生。

6.用药指导

遵医嘱服药，长期服药过程中可能会突然出现某些症状加重或疗效减退，应熟悉"开-关现象""剂末现象"和"异动症"的表现形式及应对方法。

7.安全指导

避免意外伤害,预防跌倒,外出时需人陪伴;精神智能障碍者佩戴手腕识别牌,以防走失。

8.随诊

当患者出现发热、外伤、骨折、吞咽困难或运动障碍、精神智能障碍加重时应及时就诊。

第四节　重症肌无力

重症肌无力是一种神经肌肉传递障碍的获得性自身免疫性疾病,主要表现为受累骨骼肌极易疲劳,经休息和服用抗胆碱酯酶药物后部分恢复为特征。

一、病因及发病机制

(一)病因

临床研究发现,70%的重症肌无力患者胸腺肥大,即使胸腺大小正常者亦有生发中心增多等表现,10%～15%的重症肌无力患者合并胸腺瘤。本病是一种与胸腺异常有关的自身免疫性疾病。可能与某些遗传因素有关。

(二)发病机制

本病的病理学改变包括肌纤维、神经肌肉接头和胸腺 3 部分。

1.肌纤维

(1)局灶性炎性变,可见急性肌纤维凝固、坏死、肿胀,横纹肌及肌原纤维消失及吞噬细胞浸润。

(2)肌纤维间、小血管周围可见淋巴细胞集结,称为淋巴瘤。

(3)散在视神经性肌萎缩。

肌纤维的上述 3 种形态学改变均非特异性,可见于多发性肌炎,或其他神经源性疾病。

2.神经肌肉接头

可见终板栅变细、水肿和萎缩。电镜下神经肌肉接头处活检可见突触后膜皱褶减少、变平坦和其上乙酰胆碱受体数目减少、受体变性。

3.胸腺

胸腺是重症肌无力病理学的重要组成部分。80％以上患者伴发胸腺增生，即使没有胸腺增生的正常胸腺中亦可见到淋巴小结生发中心增生。10％～20％患者伴发胸腺瘤。病理学形态中常有淋巴细胞型、上皮细胞型和混合型3种，后两种细胞类型者常伴重症肌无力。

二、临床表现

本病起病隐袭，最常见的首发症状为眼外肌不同程度的无力，包括上睑下垂，眼球活动受限而出现复视，但瞳孔括约肌不受累。眼外肌力弱由单眼开始，以后累及双眼，或双眼同时发病，但两侧受累程度常不对称。

除眼肌外，其他骨骼肌也可受累。延髓肌无力常伴有表情肌和咀嚼肌无力症状，表现为兔眼、表情淡漠、苦笑面容、鼓腮和吹气不能等。延髓肌无力者表现为口齿不清、语言不利、重鼻音、伸舌不灵，以致进食困难、饮水呛咳等。早期病者仅为进食时间延长、讲话时间久后极易疲劳，后期病者则有伸舌、上提不能，乃至咽反射消失等。此时，若不及时诊治必将危及生命。少数急性起病，同时累及眼外肌、延髓肌、四肢甚至呼吸肌无力者，称为进展型重症肌无力。

三、分型

根据发病年龄，肌无力受累范围和病情严重性分为下列数种类型。

(一)成年肌无力

成年肌无力又可分为5型，具体如下。

1.Ⅰ型

Ⅰ型称为单纯眼肌型，病变限于眼外肌，出现上睑下垂和(或)复视。此型为良性，但对药物治疗的敏感性较差。

2.Ⅱ型

Ⅱ型为轻度全身肌无力型。

(1)Ⅱa型：从眼外肌开始逐渐波及四肢和球部肌肉，呼吸肌常不受累。

(2)Ⅱb型：症状较Ⅱa型重，常有复视、上睑下垂、咽下困难、食欲缺乏和四肢无力。

3.Ⅲ型

Ⅲ型称为急性进展型，发病急，多在6个月内达到高峰，常出现球部肌肉瘫痪和肌无力危象，病死率高。

4.Ⅳ型

Ⅳ型称为迟发重症型,从Ⅱa或Ⅱb发展而来,2~3年后转为此型。常合并胸腺瘤,预后较差。

5.Ⅴ型

Ⅴ型为肌无力而伴有肌萎缩者。

(二)儿童肌无力

儿童肌无力在重症肌无力患者中占10%左右。该组病例的绝大多数仅限于眼外肌麻痹、睑下垂等单纯眼肌麻痹。约有1/4的病例可自行缓解。仅少数患者累及全身骨骼肌。儿童重症肌无力中还有以下2种特殊亚型。

1.新生儿肌无力

新生儿肌无力在肌无力母亲分娩婴儿中占10%~14%。在出生后的第1天即出现无力,表现为吸吮困难、哭声低沉。新生儿肌无力的发生与母亲血液中抗乙酰胆碱(ACh)受体抗体通过胎盘到达胎儿体内有关。多数婴儿在2周后逐渐好转。

2.先天性肌无力

先天性肌无力是指出生或生后短期内出现婴儿肌无力,并持续存在眼外肌麻痹。这组患儿母亲虽不患有重症肌无力,但其家族中或同胞兄妹中有肌无力病史。

(三)少年型重症肌无力

少年型重症肌无力是指14~18岁起病的重症肌无力。此型肌无力患者亦以单纯眼睑下垂或斜视、复视多见,吞咽困难或全身无力者较儿童肌无力多见。亦有部分患者仅表现为单纯脊髓肌无力。

(四)肌无力危象

由于肌无力患者因呼吸、吞咽困难而不能维持基本生活、生命体征,称为肌无力危象,发生率占肌无力总数的9.8%~26.7%。呼吸道感染、分娩、妊娠、药物使用不当等可诱发。肌无力危象发生的原因可有以下3种情况。

1.肌无力危象

肌无力危象由疾病发展和抗胆碱酯酶药物不足引起。临床表现为吞咽、咳嗽无力,呼吸窘迫、困难乃至停止的严重状况。体检可能见瞳孔扩大、全身大汗、腹胀、肠鸣音正常和新斯的明注射后症状好转等特点。

2.胆碱能危象

胆碱能危象占危象病例数的 1.0%～6.0%，由抗胆碱酯酶药物过量所引起。除肌无力的共同特点外，患者还有瞳孔缩小、浑身出汗、肌肉跳动、肠鸣音亢进、肌内注射新斯的明后症状加重等特征。

3.反拗危象

反拗危象由感染、中毒和电解质紊乱引起，应用抗胆碱酯酶药物可暂时减轻，继之又加重的临界状态。

四、辅助检查

(一)疲劳试验

受累肌肉在较短时间内重复收缩，如果出现无力或瘫痪，休息后又恢复正常者为阳性。

(二)抗胆碱酯酶药物试验

1.依酚氯铵试验

静脉注射依酚氯铵 5～10 mg，症状迅速缓解者为阳性，一般仅维持 10 分钟左右又恢复原状。

2.新斯的明试验

肌内注射甲硫酸新斯的明 0.5～1 mg，20 分钟症状明显减轻者则为阳性，可持续 2 小时左右。

(三)重复电刺激

在停用新斯的明 24 小时以后，低频重复电刺激尺神经、面神经或腋神经，记录远端诱发电位及衰减程度，如递减幅度＞10%为阳性。

(四)乙酰胆碱受体(AChR)抗体测定

常用放射免疫法和酶联免疫吸附试验进行测定，80%以上的病例 AChR 抗体滴度增高。同一患者的 AChR 抗体滴度越高，肌无力越明显，但不能用 AChR 抗体滴度比较不同患者的病情程度。

五、治疗

(一)药物治疗

1.抗胆碱酯酶药物

通过抑制胆碱酯酶的活性，使释放至突触间隙的 ACh 存活时间延长而发挥效应。常用药物有溴吡斯的明片剂、安贝氯铵片剂,同时可辅用氯化钾、麻黄碱,有加强抗胆碱酯酶药物疗效的作用。

2.糖皮质激素

通过抑制 AChR 抗体的生成发挥作用。

3.免疫抑制药

首选硫唑嘌呤。

(二)血浆置换法

应用正常人血浆或血浆代用品置换重症肌无力患者的血浆,以去除患者血液中的 AChR 抗体,其效果仅维持 1 周左右,需重复进行。

(三)淋巴细胞置换法

定期应用正常人血淋巴细胞替代患者血中产生 AChR 抗体的淋巴细胞,疗效短暂。

(四)手术和放疗

对年轻女性、病程短、进展快的患者可行胸腺摘除术,对年龄较大、不宜手术者可行胸腺放疗。

(五)重症肌无力危象的处理

应尽快改善呼吸功能,有呼吸困难者应及时行人工呼吸;勤吸痰,保持呼吸道通畅,预防肺不张和肺部感染。根据肌无力危象、胆碱能危象等不同类型进行对症处理。

六、护理诊断

(一)有误吸的危险

有误吸的危险与面部、咽部、喉部肌肉及呼吸肌无力有关。

(二)气体交换受损

气体交换受损与继发肌无力或胆碱能危象的呼吸衰竭有关。

(三)语言沟通障碍

语言沟通障碍与肌肉无力或气管插管有关。

(四)营养失调:低于机体需要量

营养失调:低于机体需要量与肌无力、无法吞咽及药物所致食欲欠佳有关。

(五)知识缺乏

不熟悉疾病过程及治疗。

(六)感知改变

感知改变与眼外肌无力引起睑垂、斜视及复视有关。

(七)吞咽困难

吞咽困难与肌无力有关。

(八)自理缺陷

自理缺陷与肌无力、运动障碍有关。

(九)潜在并发症

呼吸衰竭。

七、护理措施

本病为一种慢性病,症状迁延,患者往往长期不能坚持正常工作、学习和生活。因此,医务人员体贴、关心患者,鼓励患者树立长期与疾病做斗争的必胜信念是治疗本病的首要条件。

通过治疗与护理,患者能够保持乐观的情绪,良好的营养状态,能够与他人沟通,生活需要得到满足,不会发生误吸。

(一)药物治疗与护理

1.抗胆碱酯酶药物

抗胆碱酯酶药物是本病最主要的有效药物,常用药物如下。

(1)新斯的明:片剂每片为 15 mg,常用剂量为 15～30 mg,每天 2～4 次。针剂每支为 0.5 mg,每次 0.5～1.0 mg,每天注射数次,或遵医嘱。该药作用时间快,肌内注射后 30 分钟即见作用,1 小时左右最好,半衰期为 1～2 小时。适用于临床症状较轻阶段或疾病早期。

(2)溴吡斯的明:最常用,片剂每片为 60 mg,每次 60～120 mg,每天 3～6 次。该药具有作用时间长,不良反应少的特点,适用于治疗眼肌型、延髓肌和全身型肌无力。严重或伴发感染的患者对药物吸收和敏感性均降低。

(3)安贝氯铵:片剂每片为 5 mg、10 mg。抗胆碱酯酶作用强,为新斯的明的 2～4 倍,持续时间长,可维持 6～8 小时,但不良反应多,安全系数小。常用剂量为 5～10 mg,每天 2～4 次。

所有抗胆碱酯酶药物的应用均应按个体差异决定,从最小剂量开始,以保持最佳效果和维持进食能力等标准为度。

所有抗胆碱酯酶药物的不良反应包括腹痛、腹泻、出汗、肌肉跳动、瞳孔缩小等。严格掌握用药的时间及剂量,如用药不足或突然停药易导致肌无力危象。一旦给药过量,可发生胆碱能危象,造成病情恶化甚至有生命危险。护理人员应严密观察患者的用药反应,发现异常,及时报告医师处理。

2.免疫抑制药

(1)肾上腺皮质激素指征为:①成年人,特别是 40 岁后起病的全身肌无力、延髓肌无力而病程在 1 年之内,应用抗胆碱酯酶药物疗效不满意者;②胸腺肿瘤或胸腺增生已行胸腺切除而临床症状不能改善者;③胸腺手术无指征,行胸腺放疗前,机体免疫功能活跃者;④儿童重症肌无力,病程在 2 年以上且无任何恢复征象,或儿童肌无力累及全身骨骼肌且对抗胆碱酯酶药物无效者。

给药方法为每天 50～100 mg 或隔天口服,或地塞米松 10～20 mg 静脉滴注,每天 1 次,至症状改善后改为口服。症状改善后仍需大剂量皮质激素维持 8～12 周。此后,较快减量至隔天 60 mg,逐步减量至隔天 15～30 mg 口服,并继续维持数年。此种药物的缺点是反应大,用药初期症状加重。因此,在大剂量冲击期间有可能出现呼吸肌瘫痪,应做好气管切开、应用人工呼吸器的准备。长期应用者应注意骨质疏松、股骨头坏死等并发症。

(2)环磷酰胺:每次 100 mg,每天 3 次口服,或每天 200～400 mg,每周 2 次。适用于泼尼松治疗不满意患者的联合应用。长期应用将引起白细胞计数减少,但能较快地使血清抗体水平降低。

(3)硫唑嘌呤:每天 50～200 mg,分次口服。连续使用将抑制 T 细胞功能,继之使血清抗体水平降低。常与泼尼松或其他免疫抑制药联合使用。

3.禁用和慎用的药物

奎宁、氯仿、吗啡、链霉素、黏菌素、多黏菌素 A、多黏菌素 B、紫霉素及巴龙霉素等均有加重神经肌肉接头传递障碍或抑制呼吸肌的作用,应当禁用。地西泮、苯巴比妥等镇静药对部分精神紧张、情绪不稳定的病例常有改善症状的功效,但呼吸衰竭、严重缺氧者必须慎用。

(二)肌无力危象的处理

肌无力危象是一种危急状态,病死率为 15.4％～50％。不管何种肌无力危象,基本的处理原则完全相同。

1.保持呼吸道通畅

当自主呼吸不能维持正常通气量时应尽早行气管切开和人工辅助呼吸。

2.积极控制感染

选用有效而足量的抗生素,可用林可霉素、哌拉西林、红霉素及头孢菌素等静脉滴注。感染控制的好坏与预后直接相关。反之,神经功能是否恢复又是影响感染能否积极控制的重要条件。

3.皮质激素

从大剂量开始,逐渐减量,可以大大降低病死率,缩短危象期。在足量的抗生素应用条件下,即使合并肺部感染,仍应给予激素治疗。

4.不用或少用抗胆碱酯酶药物

新斯的明、溴吡斯的明、安贝氯铵及加兰他敏等。

5.严格做好气管切开和鼻饲护理

保持呼吸道通畅、湿化,严防窒息和呼吸机故障。

(三)满足患者的心理需要

患者常因眼睑下垂、表情呆板或语言低沉等而疏于与外界交流,护士应主动关心体贴患者,多与其交谈,帮助其适应周围环境及住院生活,消除其自卑心理,鼓励其进行正常的人际交往。帮助患者保持乐观情绪,使其积极配合治疗。因本病呈进行性加重趋势,需长期治疗,如果症状加重可能长期卧床不起,要尽力宽慰患者,使其保持情绪稳定,树立战胜疾病的信心。

(四)满足患者的生理需要

患者应在安静、舒适的环境中休息,避免剧烈运动。保证足够的睡眠,养成定时作息的良好习惯。注意劳逸结合,尤其注意午后休息和妇女月经期休息。症状明显或使用大剂量激素冲击治疗期间,应限制在室内活动,发生危象时则应卧床休息。在饮食方面,应进食低盐、高蛋白、富含钾和钙的饮食,以补充营养,减少糖皮质激素治疗的不良反应。咀嚼无力或吞咽困难者,以软食、半流、糊状物或流质如肉汤、牛奶等为宜。并在药物生效后小口缓慢进食,反呛明显不缓解时给予鼻饲流质,以免发生窒息和误吸。

(五)做好口腔护理

患者咀嚼、吞咽困难,伸舌不能,咽反射消失,口腔内常留有食物残渣,加之口腔分泌物过多,易引起口腔感染,必须保持口腔清洁,口腔护理每天2次。

(六)做好皮肤护理

因患者长期卧床,易形成压疮,应做好皮肤护理,严防压疮的发生。

(七)呼吸功能的观察

本症患者常出现呼吸困难,应细心观察注意有无口唇、指甲发绀及鼻翼翕动,如有呼吸困难应及时吸氧或做人工呼吸。对口腔、呼吸道分泌物过多,黏稠不易咳出者,严重影响通气量时,应及时进行气管切开,并严密观察呼吸频率、深浅,缺氧情况,及时调节潮气量。经常检查患者的氧分压、氧饱和度和血液 pH等,以助了解呼吸功能有无改善。

(八)预防肺部感染

出现肌无力危象后,因呼吸肌麻痹,咳嗽反射减弱或消失,呼吸道分泌物增多又不能自行排除,故肺部感染很难控制。为了防止肺部感染,患者出现吞咽困难时应及时尽早给予鼻饲,以防止误吸。在发生严重肺部感染时,应早期做气管切开,以利于排痰。另外,根据痰培养的致病菌种,选择应用大剂量抗生素。勤翻身拍背,吸痰,定期气管内滴抗生素、生理盐水及糜蛋白酶,利于痰的湿化。

(九)做好患者家属的宣教

向患者家属介绍有关重症肌无力的一般知识,多与家属交流,鼓励他们多安慰患者,关心患者。理解家属的心情,多做解释工作,减轻其焦虑心理。告诉患者及家属除药物治疗外,还可以采用以下治疗方法。

1.胸腺摘除

对胸腺增生者效果好。年轻女性患者,病程短,进展快的病例效果更佳。

2.放疗

如因年龄较大或其他原因不适于作胸腺摘除者可行深部^{60}Co(钴-60)放疗。

3.血浆交换

按体重的 5% 计算血容量,每次交换患者血浆 1 000～2 000 mL,连续 5～6 次为 1 个疗程。血浆交换治疗可使多数严重患者症状缓解,缓解时间为数周至数月。缺点是医疗费用太高,不能推广。血浆交换合并泼尼松及硫唑嘌呤治疗可延长缓解期。

第二章　呼吸内科疾病护理

第一节　急性呼吸道感染

急性呼吸道感染通常包括急性上呼吸道感染和急性气管-支气管炎。

急性上呼吸道感染是鼻腔、咽或喉部急性炎症的总称。常见病原体为病毒，仅有少数由细菌引起。本病全年皆可发病，但冬春季节多发，具有一定的传染性，有时可引起严重的并发症，应积极防治。

急性气管-支气管炎是指感染、物理、化学、过敏等因素引起的气管-支气管黏膜的急性炎症。可由急性上呼吸道感染蔓延而来。寒冷季节或气候多变时多发。

一、病因及发病机制

（一）急性上呼吸道感染

70％～80％的急性上呼吸道感染由病毒引起，其中主要包括流感病毒、副流感病毒、呼吸道合胞病毒、腺病毒和鼻病毒等。由于感染病毒类型较多，又无交叉免疫，人体产生的免疫力较弱且短暂，同时在健康人群中有病毒携带者，故一个人可有多次发病。细菌感染占 20％～30％，可直接或继病毒感染之后发生，以溶血性链球菌最为多见，其次为流感嗜血杆菌、肺炎球菌和金黄色葡萄球菌等，偶见革兰氏阴性杆菌。当全身或呼吸道局部防御功能降低时，尤其是年老体弱或有慢性呼吸道疾病者更易患病，原先存在于上呼吸道或外界侵入的病毒、细菌迅速繁殖，引起本病。通过含有病毒的飞沫或被污染的用具传播，也可引起发病。

(二)急性气管-支气管炎

1.感染

由病毒、细菌直接感染,或急性上呼吸道病毒(如腺病毒、流感病毒)、细菌(如流感嗜血杆菌、肺炎链球菌)感染迁延而来,也可在病毒感染后继发细菌感染。亦可为衣原体和支原体感染。

2.物理、化学性因素

过冷空气、粉尘、刺激性气体或烟雾的吸入使气管-支气管黏膜受到急性刺激和损伤,引起本病。

3.变态反应

花粉、有机粉尘、真菌孢子等的吸入及对细菌蛋白质过敏等,均可引起气管-支气管的变态反应。寄生虫(如钩虫、蛔虫的幼虫)移行至肺,也可致病。

二、病史和临床表现

(一)病史

有无受凉、淋雨、过度疲劳等使机体抵抗力降低的情况,应注意询问本次起病情况,既往健康情况,有无呼吸道慢性疾病史等。

(二)临床表现

1.急性上呼吸道感染

主要症状和体征个体差异大,根据病因不同可有不同类型,各型症状、体征之间无明显界定,也可互相转化。

(1)普通感冒:又称急性鼻炎或上呼吸道卡他,以鼻咽部卡他症状为主要表现,俗称"伤风"。成人多由鼻病毒所致,起病较急,初期有咽干、咽痒或咽痛症状,同时或数小时后打喷嚏、鼻塞、流清水样鼻涕,3天后分泌物变稠,伴咽鼓管炎时可引起听力减退,伴流泪、味觉迟钝、声嘶、少量咳嗽、低热不适、轻度畏寒和头痛。检查可见鼻腔黏膜充血、水肿、有分泌物,咽部轻度充血。如无并发症,一般经5～7天痊愈。

流行性感冒则由流感病毒引起,起病急,鼻咽部症状较轻,但全身症状较重,伴高热、全身酸痛和眼结膜炎等症状。而且常有较大范围的流行。

流行性感冒应及早应用抗流感病毒药物:起病2天内应用抗流感病毒药物治疗,才能取得最佳疗效。目前常用的抗流感病毒药物包括离子通道 M_2 阻滞剂和神经氨酸酶抑制剂。①离子通道 M_2 阻滞剂:包括金刚烷胺和金刚乙胺,主要对甲型流感病毒有效。金刚烷胺是治疗甲型流感的首选药物,有效率达70%～90%。金刚烷胺的中枢神经系统不良反应有神经质、焦虑、注意力不集中和轻微头痛等,一般在用药后几小时出现。金刚乙胺的毒副作用较小,胃肠道反应主要为恶心和呕吐,停药后可迅速消失。肾功能不全的患者需要调整金刚烷胺的剂量,对于老年人或肾功能不全者需要密切监测不良反应。②神经氨酸酶抑制剂:代表药物有奥司他韦(达菲)。其作用机制是通过干扰病毒神经氨酸酶保守的唾液酸结合位点,从而抑制病毒的复制。成人每次口服 75 mg,每天 2 次,连服 5 天,但须在症状出现 2 天内开始用药。奥司他韦的不良反应少,一般为恶心、呕吐等消化道症状,也有腹痛、头痛、头晕、失眠、咳嗽和乏力等不良反应的报道。

(2)病毒性咽炎和喉炎:临床特征为咽部发痒、不适、有灼热感、声嘶、讲话困难和咳嗽,咳嗽时咽喉疼痛,无痰或痰呈黏液性,有发热和乏力等症状。伴有咽下疼痛时,常提示有链球菌感染;体检发现咽部明显充血和水肿、局部淋巴结肿大且触痛,提示流感病毒和腺病毒感染。腺病毒咽炎可伴有眼结膜炎。

(3)疱疹性咽峡炎:主要由柯萨奇病毒 A 引起,夏季好发。有明显咽痛,常伴有发热,病程约 1 周。体检可见咽部充血,软腭、腭垂、咽和扁桃体表面有灰白色疱疹及浅表溃疡,周围有红晕。多见于儿童,偶见于成人。

(4)咽结膜热:常由柯萨奇病毒、腺病毒等引起。夏季好发,以游泳传播为主,儿童多见。表现为发热、咽痛、畏光、流泪、咽及结膜明显充血,病程 4～6 天。

(5)细菌性咽-扁桃体炎:多由溶血性链球菌感染所致,其次由流感嗜血杆菌、肺炎链球菌、金黄色葡萄球菌等引起。起病急,咽痛明显,伴畏寒、发热,体温＞39 ℃。检查可见咽部明显充血,扁桃体充血肿大,其表面有黄色点状渗出物,颌下淋巴结肿大伴压痛,肺部无异常体征。

本病如不及时治疗可并发急性鼻窦炎、中耳炎、急性气管-支气管炎。部分患者可继发病毒性心肌炎、肾炎和风湿热等。

2.急性气管-支气管炎

起病较急,常先有急性上呼吸道感染的症状,继之出现干咳或少量黏液性痰,随后可转为黏液脓性痰或脓性痰,痰量增多,咳嗽加剧,偶可痰中带血。全身症状一般较轻,可有发热,38 ℃左右,多于 3～5 天后消退。咳嗽、咳痰为最常见的症状,常为阵发性咳嗽,咳嗽、咳痰可延续 2～3 周才消失,如迁延不愈,则可演变为慢性支气管炎。呼吸音常正常或增粗,两肺可闻及散在干啰音、湿啰音。

三、实验室及其他检查

(一)血常规检查

病毒感染者白细胞计数正常或偏低,淋巴细胞比例升高;细菌感染者白细胞计数和中性粒细胞计数增高,可有核左移现象。

(二)病原学检查

可做病毒分离和病毒抗原的血清学检查,确定病毒类型,以区别病毒和细菌感染。做细菌培养及药物敏感试验,可判断细菌类型,并可指导临床用药。

(三)X线检查

胸部 X 线检查多无异常改变。

四、护理措施

(一)一般护理

注意隔离患者,减少探视,避免发生交叉感染。患者咳嗽或打喷嚏时应避免对着他人。患者使用的餐具、痰盂等用具应按规定消毒,或用一次性器具,回收后焚烧弃去。多饮水,补充足够的热量,给予清淡、易消化、高热量、含有丰富维生素的食物。避免食用刺激性食物,戒烟、酒。患者以休息为主,特别是在发热期间。部分患者往往因剧烈咳嗽而影响正常的睡眠,可给患者提供容易入睡的休息环境,保持病室适宜温度、相对湿度和空气流通。保证周围环境安静,关闭门窗。指导患者运用促进睡眠的方式,如睡前泡脚、听音乐等。必要时,可遵医嘱给予镇咳、祛痰或镇静药物。

(二)病情观察

关注疾病流行情况,鼻咽部的症状、体征及血常规和 X 线胸片改变。注意并发症,如耳痛、耳鸣、听力减退及外耳道流脓等提示中耳炎;如头痛剧烈、发热、伴脓涕、鼻窦有压痛等提示鼻窦炎;如在恢复期出现胸闷、心悸、眼睑水肿、腰酸和关节痛等提示心肌炎、肾炎或风湿性关节炎,应及时就诊。

(三)对症护理

1.高热护理

体温>37.5 ℃时,应每 4 小时测体温 1 次,观察体温过高的早期症状和体征,体温突然升高或骤降时,应随时测量和记录,并及时报告医师。当体温>39 ℃时,要采取物理降温。降温效果不好可遵照医嘱选用适当的解热剂进行降温。患者出汗后应及时处理,保持皮肤的清洁和干燥,并注意保暖。鼓励患者多饮水。

2.保持呼吸道通畅

清除气管、支气管内分泌物,减少痰液在气管、支气管内的聚积。指导患者采取舒适的体位进行有效咳嗽。观察咳痰情况,如痰液较多且黏稠,可嘱患者多饮水,或遵照医嘱给予雾化吸入治疗,以湿润气道、利于痰液排出。

(四)用药护理

1.对症治疗

选用抗感冒复合剂或中成药减轻发热、头痛症状,减少鼻、咽充血和分泌物,如对乙酰氨基酚(扑热息痛)、银翘解毒片等。干咳者可选用右美沙芬、喷托维林(咳必清)等;咳嗽有痰者可选用复方氯化铵合剂、溴己新(必嗽平)或雾化祛痰剂。咽痛者可含服喉片或草珊瑚片等。气喘者可用平喘药,如特布他林、氨茶碱等。

2.抗病毒药物

早期应用抗病毒药物有一定疗效,可选用利巴韦林、奥司他韦、金刚烷胺、吗啉胍和抗病毒中成药等。

3.抗菌药物

如有细菌感染,最好根据药物敏感试验选择有效抗菌药物治疗,常可选用大环内酯类、青霉素类、氟喹诺酮类及头孢菌素类药物。

根据医嘱选用药物,告知患者药物的作用、可能发生的不良反应和服药的注意事项,如按时服药;应用抗生素者,注意观察有无迟发性变态反应发生;对于应用解热镇痛药者注意避免大量出汗引起虚脱等。发现异常及时就诊。

(五)心理护理

急性呼吸道感染预后良好,多数患者于1周内康复,仅少数患者可因咳嗽迁延不愈而发展为慢性支气管炎,患者一般无明显心理负担。但如果咳嗽较剧烈,加之伴有发热,可能会影响患者的休息、睡眠,进而影响工作和学习,个别患者产生急于缓解咳嗽等症状的焦虑情绪。护理人员应与患者进行耐心、细致的沟通,通过对病情的客观评价,解除患者的心理顾虑,树立治疗疾病的信心。

第二节 肺 炎

肺炎是肺实质的炎症,可由多种病原体引起,如细菌、病毒、真菌、寄生虫等。肺炎是一种感染性疾病,可发生于任何季节,但冬季及早春常见,任何年龄的人均有可能被感染,由于婴儿的免疫系统尚未成熟,而老年人的免疫系统逐渐退化,故这两个年龄段的人群较易感染肺炎。病毒性肺炎和细菌性肺炎是呼吸系统感染性疾病死亡的主要原因。

一、分类

(一)肺炎按病因学分类

可分为细菌性肺炎、病毒性肺炎、支原体性肺炎、立克次体性肺炎、霉菌性肺炎、化学性肺炎、放射性肺炎和过敏性肺炎。

(二)按病变的解剖分布分类

可分为大叶性肺炎、支气管性肺炎和间质性肺炎。

(三)按病情程度分类

可分为轻型肺炎、普通型肺炎、中毒型肺炎和休克型肺炎。

二、病史和临床表现

肺炎的表现多种多样,取决于感染的程度、病程和致病菌的类型。

(一)病史

(1)近期有呼吸道感染。

(2)因与外界接触而生病(受凉、淋雨等),有过度疲乏、醉酒、精神刺激和病毒感染史。

(二)临床表现

(1)肺炎的征象及症状因人而异,取决于致病菌的种类。如细菌性肺炎一般发病突然,常伴有寒战、高热,体温可≥40.5 ℃。高热者可出现胸部疼痛、头痛及全身无力。

(2)呼吸系统可出现胸痛、咳嗽、痰少,痰液可带血丝或呈铁锈色(金黄色葡萄球菌肺炎患者有脓痰);呼吸增快且呼吸困难、发绀;肺部听诊感染部位呼吸音减弱,可闻及湿啰音及支气管呼吸音。

(3)偶有恶心、呕吐和腹泻。

(4)高热者面颊绯红、皮肤干燥。

三、辅助检查

(一)胸部 X 线检查

细菌性肺炎病灶侵犯肺的一叶或多叶,病毒性肺炎侵犯整个肺出现斑点状阴影。

(二)痰液检查

痰液检查可找到致病菌。

(三)血常规检查

白细胞计数增高。

(四)血气分析

可提示低氧血症。

四、护理诊断

(一)体温过高

体温过高与肺部感染有关。

(二)清理呼吸道无效

清理呼吸道无效与痰液增多、黏稠及无力咳出有关。

(三)气体交换受损

气体交换受损与肺部感染、气道内黏液堆积致肺通气和肺换气障碍有关。

(四)焦虑

焦虑与患者对疾病的发展过程及病情变化不了解有关。

(五)活动无耐力

活动无耐力与低氧血症及高热降温后营养摄入不足有关。

五、护理措施

(一)体温过高的护理

(1)高热患者降温时会大量出汗,应及时更换衣服、床单,保持整洁、干燥、舒适。

（2）当出现口腔干燥、黏膜损伤、感染、口唇疱疹时，应做好口腔护理，清洁口腔，促进食欲。

（3）高热引起大量出汗时，除静脉补给液体外，应鼓励患者饮水，每天摄入量应为 3 000～4 000 mL，有心、肝、肾功能障碍时，每天饮水量应适当控制。鼓励患者进食高热量、高蛋白、高维生素和易消化的食物。

（二）促进痰液引流

（1）指导并鼓励患者进行有效地咳嗽、排痰，指导患者正确留取痰标本，以确定病原菌，指导治疗用药。

（2）运用控制咳嗽法及正确的引流姿势促进痰液排出，对年老体弱者应用叩击法辅助排痰。

（三）心理护理

应与患者交流沟通，鼓励其详细说出不安的想法和感觉，使其能采取有效的方法缓解焦虑，从而尽快熟悉环境，进入角色，安心养病。确保患者身心两方面均得到休息。

第三节　支气管哮喘

支气管哮喘是由肥大细胞、嗜酸性粒细胞和 T 细胞等多种炎症细胞参与的慢性气道炎症。这种炎症使易感者对各种激发因子具有气道高反应性，并引起气道缩窄。临床上，表现为反复发作的喘息、呼气性呼吸困难、胸闷或咳嗽等症状，常在夜间和（或）清晨发作、加剧，常出现广泛多变的可逆性气流受限，多数患者可自行缓解或经治疗后缓解。治疗不当时可产生不可逆性气道缩窄。

一、病因

（一）外源性哮喘

多在儿童期发病，有家族史。通常发作时有季节性和明显的过敏症状。外源性变应原有粉尘、花粉、食物（如鱼、虾）、清洁剂、杀虫剂及药物（如阿司匹林）等，可引起多种明显的过敏症状。

(二)内源性哮喘

由呼吸道感染、冷空气刺激、精神因素等因素导致,任何年龄均可发生,常见于 30 岁以上的成年人。

(三)患病史

有哮喘、慢性支气管炎等病史。

二、临床表现

突发性,多在夜间猝然发作,呈呼气性呼吸困难,伴有哮鸣音或发作性胸闷和咳嗽,严重者被迫采取坐位或呈端坐呼吸,干咳或咳大量白色泡沫样痰,甚至出现发绀等症状。哮喘症状可在数分钟内发作,经数小时至数天,用支气管舒张药进行治疗或自行缓解。

发作时胸部呈过度充气状态,有广泛哮鸣音,呼气音延长。患者可有口唇发绀、窦性心动过速及节律改变,严重者出现奇脉。

三、辅助检查

(一)痰液检查

1.痰培养

找出内源性哮喘者呼吸道感染的菌种,并做药物敏感试验,有助于病原菌的诊断及指导治疗。

2.嗜酸性粒细胞计数

外源性哮喘者嗜酸性粒细胞计数增加。

3.血常规检查

如有感染,白细胞计数可升高。

(二)动脉血气分析

(1)哮喘发作时,如有缺氧,可有 PaO_2 降低,由于过度通气可使 $PaCO_2$ 下降,pH 上升,出现呼吸性碱中毒。

(2)重症哮喘,气道阻塞严重,可使二氧化碳潴留,$PaCO_2$ 上升,表现为呼吸性酸中毒。

(3)如缺氧明显,可合并代谢性酸中毒。

(三)胸部 X 线检查

早期发作时可见两肺透亮度增加,呈过度充气状态,如并发呼吸道感染,则肺纹理增加,且有炎性浸润。应同时注意是否有肺不张、气胸或纵隔气肿等并发症。

(四)呼吸功能检查

哮喘患者由于支气管痉挛而使呼吸道阻力增加,气流通过呼吸道的流速减小,故肺功能试验结果显示其第1秒用力呼气量、用力呼气流量及肺活量减少;而呼气时,由于支气管腔变窄过早,使空气进入肺泡中而产生空气捕捉。因此,在肺功能试验结果中显示肺余量与功能性肺余量增加。

四、护理诊断

(一)低效性呼吸型态

低效性呼吸型态与支气管痉挛、平滑肌水肿有关。

(二)清理呼吸道无效

清理呼吸道无效与支气管痉挛、黏液分泌物过多、不能有效咳出、咳嗽无力有关。

(三)焦虑

焦虑与健康状况、环境的改变、急性哮喘发作时症状未缓解甚至持续数小时或数天有关。

(四)体液不足

体液不足与大量出汗及用力张口呼吸使水分丢失有关。

五、护理措施

(一)保持呼吸道通畅

(1)卧床休息,协助患者抬高床头使患者半坐或半卧位,有利于呼吸。

(2)对病情不允许活动的卧床患者,鼓励他们在床上作慢而深的呼吸,呼将肺内气体吐尽,吸使新鲜空气进入肺内,这样才是有效呼吸,可使全身获得丰富的氧气。

(3)指导患者咳嗽的技巧,鼓励患者有效地咳嗽排痰。

(4)哮喘患者夜间发作较多,应加强夜间巡视。

(5)支气管扩张剂的应用在治疗哮喘急性发作时,常用氨茶碱控制哮喘的发作。用药过程中注意药物注射速度不可过快、过量(速度不可超过 25 mg/min),以免引起恶心、心律失常和心动过速等症状。

（6）氧疗哮喘或重症哮喘发作患者大多数有缺氧现象，给氧浓度为 24%～28%，流量为 2～5 L/min，使 PaO_2 提高到 70～90 mmHg。在氧疗法中，需根据动脉血气分析结果评价其疗效，同时可用漏斗状纸袋回收呼出的 CO_2，可使呼吸速率减慢。

（二）做好皮肤、口腔护理

（1）保持床单位干燥，及时更换被汗液浸湿的衣、被。

（2）给予舒适的卧位，保持皮肤的干燥与清洁。

（3）保持口腔清洁，咳痰后协助作口腔护理或用漱口液漱口。

（三）保持良好的环境，促进患者休息

（1）环境应适当保暖，避免寒冷、过分潮湿或干燥及空气污染。

（2）限制探视的人数和时间，以避免增加患者的体力负担及精神刺激。

（四）观察和维持水、电解质平衡

1.记录 24 小时出入水量

成人每天摄入量为 3 000 mL，治疗脱水时，应维持患者尿量为 50 mL/h。

2.密切观察患者是否有脱水症状

如皮肤干燥，缺乏弹性；黏膜干涸，有舌苔；眼眶凹陷，无精打采；体重急速减轻；血压下降，脉搏增快；少尿或无尿；末梢静脉充盈时间延长（手抬高放下后静脉血在 3～5 秒内回流）。

3.密切观察是否有低血钾的症状

（1）进行性虚弱，血钾过低会减少神经肌肉的传导功能，使骨骼肌无力，终致弛缓性麻痹。

（2）平滑肌瘫痪时，可发生腹胀、肠梗阻及肠绞痛等。

（3）反射减弱，表情淡漠。

（4）食欲缺乏，出现恶心、呕吐。

（5）呼吸困难且急促，呼吸量减少。

（五）心理护理

（1）哮喘发作时，应陪伴患者使其平静，以减轻精神紧张。患者要避免精神紧张和生气，因情绪激动是诱发哮喘的重要因素。

（2）要关心患者，及时了解患者的心理活动，发现情绪激动、紧张时做好劝导工作，以解除由条件反射或心理失衡等因素引起的疾病。

（3）当患者呼吸困难、气喘严重、有窒息感时，患者会极度紧张、烦躁不安、疲倦不能休息,此时除不能用抑制呼吸的镇静剂外,必要时可遵医嘱给予少量镇静剂。要安慰患者,耐心地满足患者的合理要求,减轻其紧张情绪。

(六)出院指导

(1)患者在恢复期要加强必要的体育锻炼,增强御寒能力,在冬季或气候多变期注意保暖,避免受凉和感冒。

(2)避免情绪激动和过度疲劳,保持心理平衡,可以减少发作次数。

(3)外源性哮喘患者应避免接触变应原,如改变居住环境、地毯、家具、皮毛等,避免接触污染空气(如在房内吸烟、花粉、冷空气刺激等),注意食物(如鱼、虾等)和某些药物等致病原因,帮助寻找变应原,在医师指导下坚持进行脱敏治疗。

(4)内源性哮喘患者应戒烟,预防呼吸道感染。有发作先兆时,如眼部发痒、咳嗽、流涕等黏膜症状时,及时报告医师。

(5)指导患者使用腹式呼吸和噘嘴呼吸运动。呼吸困难会使患者消耗体能,同时增加耗氧量。减慢呼气速度、改善呼吸深度,能有效地防止呼吸道发生凹陷(肺泡萎陷)。

(6)指导患者保持有利的换气姿势(图2-1):①松弛坐着,这种姿势可用于公共场所,以避免过分吸引注意力;②向前倾坐,必须执行的护理措施是检查患者的胸廓和腰椎是否维持呈一直线;③向前倾站,可用于没有提供坐椅的场所;④松弛站着,可用于任何地方,注意使身体的重心放在双髋和双脚上,使横膈膜和胸廓松弛。

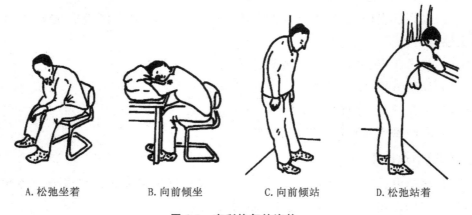

A.松弛坐着　　　　B.向前倾坐　　　　C.向前倾站　　　　D.松弛站着

图2-1　有利换气的姿势

(7)用药指导:缓解症状的药物有支气管扩张剂(氨茶碱)、肾上腺素、抗组胺药及肾上腺皮质激素等;给药方法有喷雾吸入、静脉注射或皮下注射等。护士应按医嘱以正确的方法给予正确的药物和剂量,并观察治疗的效果和不良反应。

(8)防止气喘发作:可携带含有支气管扩张剂的小型喷雾器,并教给患者正确的使用方法。关键的步骤是吸药前先缓慢呼气,然后立即将喷口放入口内,双唇含住喷口,经口缓慢吸气,在深吸气过程中按压驱动装置,屏气 5～10 秒,使较小的雾粒在更远的外周气道沉降,然后再缓慢呼气。若再次吸入,需要等待 3～5 分钟,间隔一定的时间是为了让第 1 喷吸入的药物扩张狭窄的气道后,使第 2 喷的药物更容易到达远端受累的支气管。

(9)使患者对哮喘有一定程度的了解,强调环境控制对治疗支气管哮喘的重要性。

(10)指导患者了解哮喘发作的先兆,如出现胸部发紧、呼吸不畅、喉部发痒、打喷嚏、咳嗽等症状,应及时采取预防措施,并及时就医。

第四节　支气管扩张

支气管扩张是指支气管腔的持久性扩张、变形,多数发生于肺段以下的 3～6 级小支气管。少数为先天性,多数为后天性。后天性支气管扩张是慢性化脓性疾病,多见于儿童和青年。典型症状为慢性咳嗽、咳大量脓性痰、间断咯血和反复呼吸道感染。

根据支气管扩张的形态可分为圆柱形支气管扩张、囊状支气管扩张及纺锤状支气管扩张。

一、病因

(一)有支气管-肺组织感染和阻塞史

如婴幼儿麻疹、支气管肺炎、支气管异物和支气管肿瘤等。

(二)支气管先天性发育缺损和遗传因素

如支气管先天性发育障碍、先天性结缔组织异常管壁薄弱所致的扩张、先天性支气管肺囊肿等。

(三)职业性质、工作环境的影响

如空气污染、尘埃、工业废气的排放和生活中不良嗜好(如吸烟)。

二、临床表现

(一)症状和体征

(1)长期咳嗽和咳大量脓性痰:咳嗽一般为阵发性,清晨及临睡时咳嗽、咳痰较多,一般可达数百毫升。呈黏性脓痰,如有厌氧菌混合感染,则有臭味。

(2)咯血:约90%的患者有大量或小量咯血。

(3)肺部感染:常继发于上呼吸道感染,炎症向下蔓延,扩展到病变支气管周围的肺组织可出现高热、食欲缺乏、盗汗、消瘦、乏力及贫血等症状。痰液引流通畅,症状可获改善。

(4)慢性重症支气管扩张、肺功能严重损害时体力明显减退,治疗时有气促、发绀的症状,伴有杵状指(趾)。

(5)病变部位可闻及局限、固定的湿啰音。

(二)心理-社会因素

因长期反复咳嗽、咳脓性痰及少量或小量咯血、病情反复,患者会产生焦虑等情绪。因咳脓臭痰,亲友、同室患者有厌恶感,可使患者产生自卑心理,要评估患者及亲属对疾病的应对方式并协助其找出解决的办法。

三、辅助检查

(一)血常规检查

继发感染时,白细胞计数及中性粒细胞计数可增多。

(二)X线检查

常显示肺纹理明显增粗变乱,在增多的肺纹理中可有管状透明影,为管壁增厚的支气管影。

(三)支气管碘油造影

可确定病变的部位、范围及扩张状态。

(四)CT检查

显示管壁增厚的柱状扩张或成串、成簇的囊样改变。

(五)痰涂片、细胞学检查和细菌培养

痰涂片、细胞学检查和细菌培养对诊断和治疗有帮助。

(六)纤维支气管镜检查

可直接看到支气管内部病变的部位及痰液和血痰来自何处,并可在纤维支

气管镜下直接抽吸、灌洗并局部应用抗生素。

四、护理诊断

(一)清理呼吸道无效

清理呼吸道无效与大量脓性痰、痰液黏稠和支气管引流不畅有关。

(二)气体交换受损

气体交换受损与大量脓性痰液阻塞呼吸道、痰液积存在支气管内而导致支气管阻塞及肺部换气及灌流分布改变有关。

(三)恐惧、焦虑

恐惧、焦虑与长期反复感染、病程长、反复咯血或突然大咯血、窒息有关。

(四)有窒息的风险

窒息与反复中等量或大量咯血而导致呼吸道梗阻有关。

五、护理措施

(一)保持呼吸道通畅

1.吸痰

支气管扩张患者因咳嗽、痰多,可给予雾化吸入,每天 2 次,以稀释痰液,利于排出,必要时进行吸痰。

2.摆正体位,进行引流

指导患者采用不同的体位进行支气管引流,患侧向上,使痰液引流至气管,间歇作深呼吸后用力咳痰,同时辅助轻拍患者背部,借助重力作用使痰液脱离小支气管而引流至大支气管,可提高引流效果。每天 2～4 次,每次 15～30 分钟。患者体位引流宜空腹进行。如引流过程中出现咯血、头晕、发绀、疲劳等症状,应立即停止后平卧。观察引流出痰液的颜色、量、性质,留取标本送检及做药敏试验。

3.给患者有利于呼吸的体位

如半卧位或高枕卧位有利于患者呼吸。

4.吸氧

遵医嘱给予氧气吸入,以补充由呼吸困难所致的血氧不足。

5.咳少量血

患者应卧床休息,头偏向一侧,平卧位或侧卧位,避免窒息。

6.大咯血

(1)头应偏向一侧,尽量把血咯出,必要时可进行电动吸引。

(2)迅速建立静脉通道,遵医嘱静脉滴注垂体后叶素或止血药物。

(3)密切观察血压(BP)、脉率(P)、呼吸(R)和体温(T)等生命体征。

(4)如大咯血骤然停止,患者面色青紫、神志呆滞、喉头有痰鸣,应考虑有窒息的可能。立即置患者于头低足高位,拍背,用粗吸痰管将血块吸出,必要时行气管插管或气管切开术,以解除呼吸道梗阻。

(5)加强巡视以早期发现咯血的先兆症状,如喉痒、喉部作响、肺部有水泡及胸部发热等。

(二)提供安静舒适的环境,以促进康复

(1)保持室内空气流通,调节室内的温度与相对湿度。可采用防臭、除臭剂除去痰臭或使用一次性带盖痰杯,及时倾倒痰液。

(2)去除刺激及诱发咳嗽的因素。

(3)根据患者的耐受程度进行活动。

(4)应及时更换咯血污染的衣物,保持清洁无臭味。

(5)指导患者不吸烟或避免处在尘烟多的环境中,鼓励患者处在温暖、干燥的环境中。

(三)心理护理与自我调适指导

(1)介绍有关疾病和自我护理方面的知识,消除患者的思想顾虑。

(2)患者因精神因素的刺激、发怒、兴奋、恐惧、活动过度及气候变化等,均可诱发咯血,护理人员要陪伴和安定患者的情绪,使之保持镇定,配合治疗。

(3)做好各项检查、治疗前的宣教工作,如注意事项和目的。解除紧张、恐惧心理,取得患者的配合,以利于检查、治疗的顺利进行。

(4)鼓励同种疾病患者之间进行治病经验交流,保持性格开朗,心情愉快。

(5)患者大咯血时,工作人员应保持镇静,安慰患者,使之消除对咯血的忧虑,增强治疗的信心。

(四)补充营养,增强体力

频繁的咳嗽和大量脓痰的产生需消耗营养,咳嗽可导致恶心、呕吐,痰臭可使患者食欲缺乏。因此,摄取足够的营养对增加抵抗力、补充机体的消耗很重要。

(1)给予高热量、高蛋白、高维生素和易消化的饮食。

（2）鼓励患者多喝开水，以保持水及电解质平衡。

（3）饮食应采用少量多餐，避免冰冷的食物，以免刺激咳嗽。

（4）忌饮浓茶、咖啡等刺激性饮料。

（5）大量咯血时禁食，咯血停止后或少量咯血时可给予流质或半流质饮食。

（6 保持大便通畅，多吃水果和蔬菜，必要时给缓泻剂。

（五）保持口腔清洁，增进食欲

（1）体位引流后，消除痰液咳出时引起的口臭，每次引流完毕需清洁口腔，用漱口水彻底漱口。

（2）经常保持口腔清洁，吃饭前后应清洁口腔。

（六）治疗知识指导

（1）清除病因，积极进行抗感染治疗。

（2）根据病情、痰培养及药敏试验结果选用抗生素。

（3）加强体位引流，保持呼吸道通畅。

（4）做好咯血时的处理。

（5）预防复发。

第五节　慢性阻塞性肺疾病

慢性阻塞性肺疾病（chronic obstructive pulmonary disease，COPD）是一组以肺实质与小气道受到病理损害后，导致慢性气道阻塞、气流受限不完全可逆、呈进行性发展、肺功能不全为共同特征的肺疾病。COPD 包括肺气肿、慢性支气管炎等呼吸系统慢性疾病。患者有持续性呼吸道阻塞，以及逐渐恶化的趋势。据报道，近年来，慢性阻塞性肺疾病的发病率每 5 年增加 1 倍，1992 年占死亡原因的第 10 位，患病率男性与女性之比为（8～10）：1。COPD 不但严重损害患者的健康甚至生命，还带来严重的社会经济问题。因此，在医疗与护理上不可忽略。

一、病因

（1）与吸烟的时间、吸烟的量成正比。

（2）有长期反复的感染史。

（3）大气污染。

（4）过敏因素。

二、临床表现

（一）症状

1.咳嗽、咳痰

咳嗽频繁,咳痰多,甚至长年不断,伴感染时可为黏液性脓痰,咳嗽剧烈时可痰中带血。

2.喘息或呼吸困难

病情迁延时,在咳嗽、咳痰的基础上呼吸困难可逐渐加重。开始仅在爬楼梯或登山时有气促,随着病变的发展,在平地活动时甚至在静息时也感觉气促。当慢性支气管炎呈急性发作时,支气管分泌物增多,加重通气功能障碍,使胸闷、气促加重,严重者可出现呼吸衰竭。

（二）体征

（1）由于肺的过度膨胀而形成桶状胸。触诊语颤减弱,叩诊呈过轻音,听诊双侧呼吸音减弱,呼气延长,有大量分泌物时则出现湿啰音。

（2）严重者可出现右心衰竭的体征。

（3）由于缺氧、呼吸困难,可出现皮肤发绀。

三、辅助检查

（一）胸部 X 线检查

胸廓扩张,肋间隙增宽,肋骨平行,活动减弱,膈肌下降且变平,两肺野的透亮度增加,有时可见局限性透亮度增高,表现为局限性肺气肿或肺大疱。肺血管纹理外带纤细、稀疏和变直,而内带的血管纹理可增粗和紊乱。心脏常呈垂直位,心影狭长,右心室肥大。

（二）痰液检查

肺气肿患者的痰液呈黏液状,灰白色且不易咳出;慢性支气管炎的痰液浓稠,痰涂片革兰氏染色呈阳性时可发现肺炎双球菌及流感嗜血杆菌。哮喘患者则可在痰液中发现嗜酸性粒细胞。

（三）动脉血气分析

因疾病的类型不同而有不同的改变。

1.低氧血症

在运动时更为明显。在稳定状态下,氧分压(PaO_2)为 7.33～8.66 kPa(55～65 mmHg);COPD 患者呼吸运动减弱时,一般 PaO_2＞8.66 kPa(65 mmHg);病情加重时,一般 PaO_2＜7.66 kPa(55 mmHg)。

2.二氧化碳分压升高

COPD 病情稳定者,二氧化碳分压($PaCO_2$)≤6.67 kPa(50 mmHg);在病情加重的过程中,$PaCO_2$常＞6.67 kPa(50 mmHg)。

3.酸碱平衡失调

在病情稳定时,可出现代偿性呼吸性酸中毒;病情加重时,可同时出现呼吸性酸中毒和代谢性酸中毒。

(四)肺功能试验

慢性支气管炎合并肺气肿时,有通气障碍,如第 1 秒用力呼气量占用力肺活量的比值低于 60%,最大通气量低于预计的 80%,残气量增加,占肺总量的百分比增大,超过 40%说明肺过度通气,对诊断阻塞性肺气肿有很重要的意义。

四、护理诊断

(一)清理呼吸道无效

清理呼吸道无效与痰液过多或黏稠、咳嗽无力、不能去除呼吸道分泌物有关。

(二)气体交换受损

气体交换受损与肺组织弹性降低、肺膨胀不全、炎症使肺血管损害导致肺残气量增加、出现通气/血流比值失调等因素有关。

(三)有感染的风险

感染与机体抵抗力低、长期应用抗生素致使菌群失调导致二重感染等因素有关。

五、护理措施

(一)保持呼吸道通畅

1.指导患者进行有效地呼吸

呼气时要慢且放松,逐渐延长呼气时间,吸与呼之比为 1∶3,即吸气为 1,呼气为 3,以利于二氧化碳的排出,减少二氧化碳潴留。

2.吸氧

遵医嘱给予持续低流量吸氧,氧流量以 $1\sim2$ L/min 为宜。采取持续低流量给氧,可缓解患者的呼吸困难,降低肺动脉高压,改善心功能,避免夜间突发低氧血症,防止红细胞增多症的发生。有利于改善患者的生活质量,树立生活的信心,提高生存质量。

3.及时清理呼吸道

清除痰液,避免堵塞呼吸道。

(1)雾化吸入:稀释痰液,解痉止喘,消除支气管黏膜炎症、水肿。

(2)电动吸痰:痰液多而黏稠、患者无力咳嗽时,可用多孔导管经鼻吸净痰液,并能刺激咳嗽,改善通气。

(3)重症二氧化碳潴留:痰多且黏稠,当患者有肺性脑病发生时,宜行气管切开或气管插管以解除呼吸道梗阻。

4.合理应用抗生素

应根据痰液培养及药敏试验结果,结合病情应用有效的抗生素,以利于及时控制感染。

(二)给予心理支持

(1)耐心向患者解释病情,消除其紧张和焦虑的情绪,并向患者讲解焦虑对疾病的影响,鼓励其树立战胜疾病的信心。

(2)指导患者根据病情适当参加社交活动,如参与看书、看报、聊天、听音乐等活动,以分散注意力,也可消除紧张情绪。

(3)工作人员在处理患者的急性发作状况时,应保持镇静,动作熟练,以减轻患者的焦虑情绪。

(三)保持身体各部位的清洁,防止并发症的发生

(1)患者吸氧时,每天进行口腔护理 2 次,保持口腔清洁,增进食欲。

(2)长期卧床时,应鼓励患者翻身、更换姿势,并做好皮肤护理,预防因长期卧床而产生的并发症,如压疮。

(3)及时更换衣服、床单,保持床单位干燥、整洁、舒适。

(四)进行活动和康复指导,促进疾病康复

(1)极度疲乏和虚弱时,应保证充足的睡眠。

(2)与患者共同制订活动计划,根据患者的耐受力进行活动。如可先在床上活动四肢,病情允许时,下床在床边活动,可逐渐增加活动量,但不可过度劳累。

出现胸闷、气促、发绀时,应立即停止活动并卧床休息、吸氧。

(3)指导患者尽量白天坐着休息,以保证晚上睡眠充足。

(4)卧床期间鼓励患者采取缓慢的重复性活动,以保持肌肉张力,如上下肢的循环运动、腓肠肌的收缩和放松。

(五)供给足够的营养,保证机体的需要

(1)给予高蛋白、高热量、高维生素及易消化的低盐饮食。

(2)避免摄取含钠高的方便食品、罐头食物及冷冻食物。

(3)进食前清理呼吸道,以增进食欲,如吸净痰液、做好口腔护理。进食时可同时吸氧,以保持氧的储存量。

(4)少量多餐,禁食产气食物,如红薯、土豆等。

(5)不能经口进食时(如行气管插管、气管切开时),应静脉输液补充营养,以保证机体的需要。

(6)在不限制液体摄入的情况下,鼓励患者多喝水,每天至少喝 10 杯水,以补充消耗的水分。

第六节　急性呼吸窘迫综合征

急性呼吸窘迫综合征(acute respiratory distress syndrome,ARDS)是指机体排除心源性因素以外的各种内外致病因素(如休克、误吸、创伤、严重感染及中毒等)所致的急性、进行性、缺氧性呼吸衰竭。

一、病因

多种病因均可导致 ARDS。根据肺损伤的机制,可将 ARDS 的病因分为直接肺损伤因素和间接肺损伤因素。

(一)直接肺损伤因素

(1)严重肺部感染包括细菌、真菌、病毒及肺囊虫感染等。

(2)误吸包括胃内容物、烟雾及毒气等误吸。

(3)肺挫伤。

(4)淹溺。

(5)肺栓塞包括脂肪、羊水和血栓栓塞等。

(6)放射性肺损伤。

(7)氧中毒。

(二)间接肺损伤因素

(1)脓毒性及脓毒症休克。

(2)严重非肺部创伤。

(3)急性重症胰腺炎。

(4)体外循环。

(5)大量输血。

(6)大面积烧伤。

(7)弥散性血管内凝血。

二、临床表现

(一)症状

呼吸频率增快、呼吸窘迫是 ARDS 的主要临床表现。起病急,呼吸频率增快和呼吸困难进行性加重是其临床特点。通常在 ARDS 起病 2 天内,发生呼吸加快、呼吸频率＞20 次/分,并逐渐进行性加快,可达 30～50 次/分。随着呼吸频率增快,呼吸困难也逐渐明显,呈现呼吸窘迫症状。继而缺氧症状也越加明显,患者表现为烦躁不安、心率加快等症状。缺氧症状以鼻导管或面罩的常规氧疗方法无法缓解。此外,疾病后期多伴有肺部感染,表现为发热、畏寒、咳嗽和咳痰等症状。

(二)体征

起病初期呼吸频率快,可无明显的呼吸系统体征。随着病情的进展,出现唇及指甲发绀,有的患者两肺听诊可闻及干啰音、湿啰音和哮鸣音,后期可出现肺实变体征,如呼吸音减低或水疱音等。

三、辅助检查

(一)X 线胸片检查

早期胸片检查常为阴性,进而出现肺纹理增加和斑片状阴影,后期大片实变阴影,并可见支气管充气征。

(二)血流动力学监测

血流动力学表现为肺动脉压力正常或降低。

(三)呼吸动力学监测

呼吸动力学监测是反映肺机械特征改变的重要手段,可通过床边呼吸功能监测仪监测。主要改变包括顺应性降低和气道阻力增加等。

四、护理措施

(1)病情观察:及早发现病情变化,ARDS 通常在疾病或严重损伤的 24～48 小时发生。首先要评估患者的呼吸状况,包括呼吸频率、深度、胸运动及呼吸音。

(2)密切监测心率、血压等生命体征,尤其是呼吸的频率、节奏、深度及血氧饱和度。观察患者意识、发绀情况等。

(3)氧疗及机械通气的护理:严密观察患者呼吸缺氧症状,若单纯面罩吸氧不能维持血氧饱和度,应予以呼吸机辅助通气。

(4)胸部叩拍与振动:叩拍的目的是振动潴留的分泌物,使其从支气管壁上松动脱落,使分泌物在呼气时移向中心气道,有利于其排出。

(5)预防感染:操作时严格遵循无菌操作的原则,预防或消除诱发因素,加强口腔及皮肤护理,以防护理不当而加重呼吸道感染,密切观察体温变化,注意呼吸道分泌物的情况。

(6)对于神志清楚的患者,指导其咳嗽、咳痰,遵医嘱给予雾化吸入治疗,鼓励其多饮水。

(7)提供安静、整洁、舒适的环境及卧位,合理安排探视、减少交叉感染。

(8)耐心向患者解释病情,对患者提出的问题要给予明确、有效、积极的回复,消除其紧张和焦虑情绪。

(9)治疗操作时动作轻柔,感觉舒适,让患者接受并主动积极配合。

第七节 呼吸衰竭

呼吸衰竭是指各种原因引起的肺通气和(或)换气功能严重障碍,以致在静息状态下不能维持足够的气体交换,导致低氧血症伴(或不伴)高碳酸血症,进而引起一系列病理生理改变和相应临床表现的综合征。因临床表现缺乏特异性,其明确诊断有赖于动脉血气分析:在海平面、静息状态、呼吸空气条件下,

$PaO_2 < 60$ mmHg,伴或不伴 $PaCO_2 > 50$ mmHg,并排除心内解剖分流和原发性心排血量降低等因素,可诊断为呼吸衰竭。可按动脉血气分析、发病急缓及病理生理学的改变3种方式进行分类,其中按照发病急缓可分为急性呼吸衰竭和慢性呼吸衰竭。

一、病因

完整的呼吸过程由相互衔接并同时进行的外呼吸、气体运输和内呼吸3个环节来完成。参与外呼吸(即肺通气和肺换气)的任何一个环节发生严重病变都可导致呼吸衰竭。

(一)气道阻塞性病变

气管-支气管的炎症、痉挛、肿瘤、异物、纤维化瘢痕,如COPD、重症哮喘等引起气道阻塞和肺通气不足,或伴有通气/血流比例失调,导致缺氧和二氧化碳潴留,发生呼吸衰竭。

(二)肺组织病变

各种累及肺泡和(或)肺间质的病变,如肺炎、肺气肿、严重肺结核、弥漫性肺纤维化、肺水肿、硅沉着病等,均可致肺泡减少、有效弥散面积减少、肺顺应性减低、通气/血流比例失调,导致缺氧或合并二氧化碳潴留。

(三)肺血管疾病

肺栓塞、肺血管炎等可引起通气/血流比例失调,或部分静脉血未经过氧合直接流入肺静脉,导致呼吸衰竭。

(四)胸廓与胸膜病变

胸部外伤造成连枷胸、严重的自发性或外伤性气胸、脊柱畸形、大量胸腔积液或伴有胸膜肥厚与粘连、强直性脊柱炎、类风湿脊柱炎等,均可影响胸廓活动和肺扩张,造成通气减少及吸入气体分布不均,最终导致呼吸衰竭。

(五)神经肌肉疾病

脑血管疾病、颅脑外伤、脑炎及镇静催眠剂中毒,可直接或间接抑制呼吸中枢。脊髓颈段或高位胸段损伤(肿瘤或外伤)、脊髓灰质炎、多发性神经炎、重症肌无力、有机磷中毒、破伤风及严重的钾代谢紊乱,均可累及呼吸肌,造成呼吸肌无力、疲劳及麻痹,导致呼吸动力下降而引起肺通气不足。

二、发病机制

各种病因可通过引起肺泡通气不足、弥散障碍、肺泡通气/血流比例失调、肺内动-静脉解剖分流增加和氧耗量增加 5 个主要机制,使通气和(或)换气过程发生障碍,导致呼吸衰竭。临床上,单一机制引起的呼吸衰竭很少见,往往是多种机制并存或随着病情的发展先后参与发挥作用。

三、临床表现

(一)急性呼吸衰竭

急性呼吸衰竭的临床表现主要是低氧血症所致的呼吸困难和多器官功能障碍。

1.呼吸困难

呼吸困难是呼吸衰竭最早出现的症状。多数患者有明显的呼吸困难,可表现为频率、节律和幅度的改变。较早表现为呼吸频率增快,病情加重时出现呼吸困难,辅助呼吸肌活动加强,如三凹征。中枢性疾病或中枢神经抑制性药物所致的呼吸衰竭,表现为呼吸节律改变,如潮式呼吸(陈-施呼吸)、比奥呼吸等。

2.发绀

发绀是缺氧的典型表现。当动脉血氧饱和度低于 90% 时,可在口唇、指甲出现发绀;另外应注意,因发绀的程度与还原型血红蛋白含量相关,所以红细胞计数增多者发绀更明显,贫血者则不明显或不出现;严重休克等原因引起末梢循环障碍的患者,即使动脉血氧分压尚正常,也可出现发绀,称作外周性发绀。真正由于动脉血氧饱和度降低引起的发绀,称为中央性发绀。发绀还受皮肤色素及心功能的影响。

3.神经系统症状

急性缺氧可出现精神错乱、躁狂、昏迷、抽搐等症状。如合并急性二氧化碳潴留,可出现嗜睡、淡漠及扑翼样震颤,以至于呼吸骤停。

4.循环系统症状

多数患者有心动过速;严重低氧血症、酸中毒可引起心肌损害,亦可引起周围循环衰竭、血压下降、心律失常及心搏骤停。

5.消化系统症状

因胃肠道黏膜屏障功能损伤,导致胃肠道黏膜充血水肿、糜烂渗血或应激性溃疡,引起上消化道出血。

6.泌尿系统症状

严重呼吸衰竭对肝、肾功能都有影响,部分病例可出现丙氨酸氨基转移酶与血浆尿素氮升高;个别病例可出现蛋白尿、血尿和管型尿。

(二)慢性呼吸衰竭

慢性呼吸衰竭的临床表现与急性呼吸衰竭大致相似,但在以下几个方面有所不同。

1.呼吸困难

慢性阻塞性肺疾病所致的呼吸衰竭,病情较轻时表现为呼吸费力伴呼气延长,严重时发展成浅快呼吸。若并发二氧化碳潴留,$PaCO_2$升高过快或显著升高以致发生二氧化碳麻醉时,患者可由呼吸过速转为浅慢呼吸或潮式呼吸。

2.神经症状

慢性呼吸衰竭伴二氧化碳潴留时,随$PaCO_2$升高可表现为先兴奋后抑制现象。兴奋症状包括失眠、烦躁、躁动、夜间失眠而白天嗜睡(昼夜颠倒现象)。但此时切忌用镇静药或催眠药,以免加重二氧化碳潴留,发生肺性脑病。肺性脑病表现为神志淡漠、肌肉震颤或扑翼样震颤、间歇抽搐、昏睡,甚至昏迷等。亦可出现腱反射减弱或消失,锥体束征阳性等。此时,应与合并脑部病变相鉴别。

3.循环系统

二氧化碳潴留使外周体表静脉充盈、皮肤充血、温暖多汗、血压升高、心排血量增多而致脉搏洪大;多数患者有心率加快;因脑血管扩张产生搏动性头痛。

四、辅助检查

(一)动脉血气分析

对于判断呼吸衰竭和酸碱失衡的严重程度及指导治疗具有重要意义。由于血气受年龄、海拔高度、氧疗等多种因素的影响,在具体分析时一定要结合临床情况。

(二)肺功能检测

尽管某些重症患者肺功能检测受到限制,但通过肺功能的检测能判断通气功能障碍的性质(阻塞性、限制性或混合性)及是否合并有换气功能障碍,并对通气和换气功能障碍的严重程度进行判断。呼吸肌功能测试能够提示呼吸肌无力的原因和判断其严重程度。

(三)影像学检查

影像学检查包括普通 X 线胸片检查、胸部 CT 检查和放射性核素肺通气/灌注扫描、肺血管造影检查等。

(四)纤维支气管镜检查

对于明确大气道情况和取得病理学证据具有重要意义。

五、治疗

呼吸衰竭总的治疗原则:加强呼吸支持,包括保持呼吸道通畅、纠正缺氧和改善通气,进行呼吸衰竭病因及诱因因素的治疗,加强一般支持治疗和对其他重要脏器功能的监测与支持。

(一)支气管扩张剂

缓解支气管痉挛,可选用 β_2 肾上腺素受体激动剂、抗胆碱药、糖皮质激素或茶碱类药物等。慢性呼吸衰竭患者常用雾化吸入法给药,急性呼吸衰竭患者常需静脉给药。

(二)呼吸兴奋剂

(1)主要适用于以中枢抑制为主、通气量不足引起的呼吸衰竭,对肺换气功能障碍导致的呼吸衰竭患者,不宜使用。常用的药物有尼可刹米和洛贝林,用量过大可引起不良反应。近年来,这两种药物在西方国家几乎已被淘汰,取而代之的是多沙普仑。该药对于镇静催眠药过量引起的呼吸抑制和 COPD 并发急性呼吸衰竭有显著的呼吸兴奋效果。

(2)呼吸兴奋剂的使用原则:必须保持气道通畅,否则会促发呼吸肌疲劳,进而加重二氧化碳潴留;脑缺氧、水肿未纠正而出现频繁抽搐者慎用;患者的呼吸肌功能基本正常;不可突然停药。

六、护理措施

(一)保持呼吸道通畅

(1)清除呼吸道分泌物及异物,如湿化气道、机械吸痰等方法。

(2)昏迷患者用抑头提颏法打开气道。

(3)按医嘱使用支气管扩张剂,缓解、解除支气管痉挛。

(4)建立人工气道:对于病情严重又不能配合、昏迷、呼吸道大量痰潴留伴有窒息危险或 $PaCO_2$ 进行性增高的患者,若常规治疗无效,应及时建立人工气道。一般采用简易人工气道,如口咽通气道、鼻咽通气道和喉罩(气管内导管的临时替代法);严重者采用气管内导管:行气管插管和气管切开。

(二)氧疗护理

1.氧疗适应证

呼吸衰竭患者 PaO_2 < 60 mmHg,是氧疗的绝对适应证,氧疗的目的是使 PaO_2 > 60 mmHg。

2.氧疗的方法

临床常用、简便的方法是应用鼻导管或鼻塞法吸氧,还有面罩、气管内和呼吸机给氧法。缺氧伴二氧化碳潴留者,可用鼻导管或鼻塞法给氧;缺氧严重而无二氧化碳潴留者,可用面罩给氧。吸入氧浓度与氧流量的关系:吸入氧浓度(%)=21+氧流量(L/min)×4。

3.氧疗的原则

(1)Ⅰ型呼吸衰竭:多为急性呼吸衰竭,应给予较高浓度(35% < 吸氧浓度 < 50%)或高浓度(> 50%)氧气吸入。急性呼吸衰竭通常使 PaO_2 接近正常范围。

(2)Ⅱ型呼吸衰竭:给予低流量(1~2 L/min)、低浓度(< 35%)持续吸氧。慢性呼吸衰竭通常要求氧疗后 PaO_2 维持在 60 mmHg 左右或 SpO_2 > 90%。

4.氧疗疗效的观察

若呼吸困难缓解、发绀减轻、心率减慢、尿量增多、神志清醒及皮肤转暖,提示氧疗有效。若发绀消失、神志清楚、精神好转、PaO_2 > 60 mmHg、$PaCO_2$ < 50 mmHg,考虑终止氧疗。在停止氧疗前必须间断吸氧几天,之后方可完全停止氧疗。若意识障碍加深或呼吸过度表浅、缓慢,提示二氧化碳潴留加重,应根据血气分析和患者表现,遵医嘱及时调整吸氧流量和氧浓度。

(三)增加通气量、减少二氧化碳潴留

(1)在呼吸道通畅的前提下,遵医嘱使用呼吸兴奋剂,适当提高吸入氧流量及氧浓度,静脉滴注时速度不宜过快,若出现恶心、呕吐、烦躁、面色潮红及皮肤瘙痒等现象,提示呼吸兴奋剂过量,需减量或停药。若 4~12 小时未见效,或出现肌肉抽搐等严重不良反应,应立即报告医师。对烦躁不安、夜间失眠患者,禁用麻醉剂,慎用镇静剂,以防止引起呼吸抑制。

(2)机械通气的护理:对于经过氧疗、应用呼吸兴奋剂等方法仍不能有效改善缺氧和二氧化碳潴留者,需考虑行机械通气。

(四)抗感染

遵医嘱选择有效的抗生素控制呼吸道感染,对长期应用抗生素患者注意有无"二重感染"。

（五）病情监测

（1）观察呼吸困难的程度，呼吸频率、节律和深度。

（2）观察有无发绀、球结膜充血、水肿、皮肤温暖多汗及血压升高等缺氧和二氧化碳潴留表现。

（3）监测生命体征及意识状态。

（4）监测并记录出入液量。

（5）监测血气分析和血生化检查。

（6）监测电解质和酸碱平衡状态。

（7）观察呕吐物和粪便性状。

（8）观察有无神志恍惚、烦躁、抽搐等肺性脑病表现，一旦发现，应立即报告医师协助处理。

（六）饮食护理

给予高热量、高蛋白、富含多种维生素、易消化、少刺激性的流质或半流质饮食。对昏迷患者应给予鼻饲或肠外营养。

（七）心理护理

经常巡视、了解和关心患者，特别是对建立人工气道和使用机械通气的患者。采用各项医疗护理措施前，向患者作简要说明，给患者安全感，取得患者信任和合作。指导患者应用放松方式分散注意力。

第三章 消化内科疾病护理

第一节 慢性胃炎

慢性胃炎是由各种病因引起的胃黏膜慢性炎症。以国际上新悉尼系统的分类方法,将慢性胃炎分为浅表性(又称非萎缩性)、萎缩性和特殊类型三大类。慢性浅表性胃炎是指不伴有胃黏膜萎缩性改变、胃黏膜层见以淋巴细胞和浆细胞为主的慢性炎性细胞浸润的慢性胃炎,幽门螺杆菌感染是此类慢性胃炎的主要病因。慢性萎缩性胃炎是指胃黏膜已发生了萎缩性改变的慢性胃炎,常伴有肠上皮化生。慢性萎缩性胃炎又可再分为多灶萎缩性胃炎和自身免疫性胃炎两大类。特殊类型胃炎种类很多,由不同病因所致,临床上较少见,如感染性胃炎及化学性胃炎等。

慢性胃炎是一种常见病,其发病率在各种胃病中居首位。男性稍多于女性。随年龄增长其发病率逐渐增高。自身免疫性胃炎在我国仅有少数个案报道。由幽门螺杆菌引起的慢性胃炎呈世界范围分布,我国属于幽门螺杆菌高感染率国家,估计人群中幽门螺杆菌的感染率达 40%～70%。绝大部分的幽门螺杆菌感染都会引起胃黏膜炎症,且感染后机体一般难以将其清除而变成慢性感染。

一、病因与发病机制

(一)幽门螺杆菌感染

目前认为,幽门螺杆菌感染是慢性浅表性胃炎最主要的病因,其机制如下。

(1)幽门螺杆菌具有鞭毛结构,可在胃内黏液层中自由活动,并依靠其黏附素与胃黏膜上皮细胞紧密接触,直接侵袭胃黏膜。

(2)幽门螺杆菌所分泌的尿素酶,能分解尿素产生氨气,中和胃酸,既形成了有利于幽门螺杆菌定居和繁殖的中性环境,又损伤了上皮细胞膜。

（3）幽门螺杆菌能产生细胞毒素使上皮细胞空泡变性,造成黏膜损害和炎症。

（4）幽门螺杆菌的菌体胞壁还可作为抗原诱导自身免疫反应。

（二）饮食和环境因素

流行病学资料显示,饮食中含高盐和缺乏新鲜蔬菜、水果与慢性胃炎的发生密切相关。幽门螺杆菌感染增加了胃黏膜对环境因素损害的易感性。

（三）自身免疫

自身免疫性胃炎以富含壁细胞的胃体黏膜萎缩为主。壁细胞损伤后能作为自身抗原刺激机体的免疫系统而产生相应的壁细胞抗体和内因子抗体,破坏壁细胞,使胃酸分泌减少乃至缺失,还可影响维生素 B_{12} 吸收,导致恶性贫血。

（四）物理及化学因素

长期饮浓茶、烈酒、咖啡,食用过热、过冷、过于粗糙的食物,可损伤胃黏膜;服用大量非甾体抗炎药可破坏黏膜屏障;各种原因引起的十二指肠液反流,因其中的胆汁和胰液等会削弱胃黏膜的屏障功能,使其易受胃酸-胃蛋白酶的损害。

二、病理

在慢性胃炎中,若炎性细胞（主要是浆细胞、淋巴细胞）浸润仅局限于胃小凹和黏膜固有层的表层,胃腺体则完整无损,称为慢性浅表性胃炎。若有中性粒细胞浸润,显示有活动性炎症,称为慢性活动性胃炎,多提示存在幽门螺杆菌感染。病变发展累及腺体,腺体萎缩、消失,胃黏膜变薄,并常伴肠化生,称为慢性萎缩性胃炎。慢性胃炎进一步发展,胃上皮或化生的肠上皮在再生过程中发育异常,可形成异型增生（又称不典型增生）,异型增生被认为是胃癌的癌前病变。

不同类型胃炎的病理改变在胃内的分布不同。幽门螺杆菌引起的慢性胃炎,炎症呈弥漫性分布,但以胃窦为重;多灶萎缩性胃炎的萎缩和肠化生呈多灶性分布,多起始于胃小弯,逐渐波及胃窦,继而胃体;自身免疫性胃炎的萎缩和肠化生主要局限在胃体。

三、临床表现

（一）症状

大多无症状,部分有上腹痛或不适、食欲缺乏、饱胀、嗳气、反酸、恶心和呕吐等消化不良的表现。少数可有少量上消化道出血。一些患者可出现明显畏食、贫血和体重减轻,见于自身免疫性胃炎。

(二)体征

可有上腹部轻压痛。

四、实验室及其他检查

(一)胃镜及胃黏膜活组织检查

这是最可靠的诊断方法。在充分活检基础上以病理学诊断明确病理类型,并可检测幽门螺杆菌。

(二)幽门螺杆菌检测

可通过侵入性(如快速尿素酶测定、组织学检查和幽门螺杆菌培养等)和非侵入性(如^{14}C 或^{13}C 尿素呼气试验、粪便幽门螺杆菌抗原检测及血清学定性检测抗幽门螺杆菌 IgG 抗体)方法检测。

(三)血清学检查

患有自身免疫性胃炎时,抗壁细胞抗体和抗内因子抗体可呈阳性,血清胃泌素水平明显升高。患有多灶萎缩性胃炎时,血清胃泌素水平正常或偏低。

(四)胃液分析

患有自身免疫性胃炎时,胃酸缺乏;患有多灶萎缩性胃炎时,胃酸分泌正常或偏低。

^{13}C 尿素呼气试验是检测人类胃中幽门螺杆菌是否存在的一种非侵入性检查方法。其原理是幽门螺杆菌具有较强的尿素酶,它能分解胃中的尿素,当摄入稳定同位素^{13}C 所标记的尿素后,^{13}C 尿素即在尿素酶作用下,分解为氨气和$^{13}CO_2$,$^{13}CO_2$ 被小肠上段吸收后,进入血液循环,并随呼气排出,分析呼气中的^{13}C 就可诊断该细菌的存在与否。此检查方法可靠,敏感性和特异性都$>95\%$,尤其适用于幽门螺杆菌感染的流行病学调查和幽门螺杆菌相关性胃炎抗幽门螺杆菌治疗前后的检查与随访。^{14}C 尿素呼气试验中^{14}C 没有^{13}C 稳定,有少量放射性,^{13}C 尿素没有放射性,由于是稳定性核素,对人体无损害。

五、护理诊断

(一)腹痛

腹痛与胃黏膜炎症性病变有关。

（二）营养失调：低于机体需要量

营养失调：低于机体需要量与畏食、消化吸收不良等有关。

（三）焦虑

焦虑与病情反复发作、病程迁延有关。

六、护理措施

（一）一般护理

1.休息与活动

伴有贫血时适当休息，平时进行适当的锻炼，以增强机体抗病能力。

2.合理饮食

以高营养、易消化、丰富的新鲜蔬菜、水果为饮食原则。避免摄入过咸、过甜、过辣的刺激性食物。避免长期饮浓茶、烈酒、咖啡，避免食用过热、过冷、过于粗糙的食物。

（二）用药护理

根除幽门螺杆菌治疗适用于下列有幽门螺杆菌感染的慢性胃炎患者：①有明显异常的慢性胃炎者，如胃黏膜有糜烂、中至重度萎缩及肠化生、异型增生者；②有胃癌家族史者；③伴糜烂性十二指肠炎者；④消化不良症状经常规治疗效果差者。

目前，多采用的治疗方案为一种胶体铋剂或一种质子泵抑制剂加上 2 种抗菌药物（表 3-1）。如常用枸橼酸铋钾，每次 240 mg，每天 2 次，与阿莫西林（每次 500～1 000 mg，每天 2 次）及甲硝唑（每次 200 mg，每天 4 次）3 药联用，2 周为 1 个疗程。抗菌药物还有克拉霉素（甲红霉素）、呋喃唑酮等。遵医嘱给患者以清除幽门螺杆菌感染治疗时，注意观察药物的疗效及不良反应。

表 3-1 根除幽门螺杆菌的三联疗法方案

PPI 或胶体铋	抗菌药物
PPI 常规剂量的倍量/天	克拉霉素 500～1 000 mg/d
（如奥美拉唑 40 mg/d）	阿莫西林 1 000～2 000 mg/d
枸橼酸铋钾 480 mg/d	甲硝唑 800 mg/d
（选择 1 种）	（选择 2 种）
上述剂量分两次服，疗程 7 天	

枸橼酸铋钾为常用制剂，因其在酸性环境中方起作用，故宜餐前半小时服

用。服枸橼酸铋钾过程中可使齿、舌变黑,可用吸管直接吸入。部分患者服药后出现便秘和粪便变黑,停药后可自行消失。少数患者有恶心、一过性血清转氨酶升高等症状,极少数出现急性肾衰竭症状。

在阿莫西林服用前应询问患者有无青霉素过敏史,应用过程中注意有无迟发性变态反应的出现,如皮疹。

甲硝唑可引起恶心、呕吐等胃肠道反应,应在餐后半小时服用,并可遵医嘱用甲氧氯普胺、维生素 B_{12} 等拮抗。

根据病因给予对症处理。如由非甾体抗炎药引起,应停药并给予抗酸药,如由胆汁反流引起,可用氢氧化铝凝胶来吸附,或予以硫糖铝及胃动力药以中和胆盐,防止反流。氢氧化铝凝胶应在饭后 1 小时和睡前服用,服用片剂时应嚼服,乳剂给药前应充分摇匀。抗酸药应避免与奶制品同时服用,因两者相互作用形成络合物。酸性的食物及饮料不宜与抗酸药同服。氢氧化铝凝胶能阻碍磷的吸收,引起磷缺乏症,表现为食欲缺乏、软弱无力等症状,甚至可导致骨质疏松。长期服用还可引起严重便秘、代谢性碱中毒与钠潴留,甚至造成肾损害。服用镁制剂则易引起腹泻。硫糖铝片宜在进餐前 1 小时服用,可有便秘、口干、皮疹、眩晕、嗜睡等不良反应,因其含糖量较高,糖尿病患者应慎用。不能与多酶片同服,以免降低两者的效价。有胃动力学改变者,可服用多潘立酮、西沙必利等药物。胃黏膜异型增生的治疗除给予上述积极治疗外,关键在于定期随访。对已明确的重度异型增生患者可选择行预防性内镜下胃黏膜切除术。

(三)心理护理

及时了解患者心理状况,耐心解释患者疑虑,尤其是有异型增生的患者,常因担心恶变而恐惧,应消除患者的焦虑、恐惧心理,使其能够乐观、积极地配合治疗。护理人员应主动安慰患者,说明本病经过正规治疗是可以逆转的。对于异型增生者,经严密随访,即使有恶变,及时进行手术治疗也可获得满意的疗效。

第二节　消化性溃疡

消化性溃疡主要指发生在胃和十二指肠的慢性溃疡,即胃溃疡(gastric ulcer,GU)和十二指肠溃疡(duodenal ulcer,DU)。溃疡的黏膜缺损超过黏膜肌层,不同于糜烂。我国消化性溃疡患病率在近十年来开始呈下降趋势。DU多见于青壮年,而GU多见于中老年,后者发病高峰比前者约迟10年。男性患病比女性较多。临床上,DU比GU多见,两者之比为(2～3):1,但有地区差异,在胃癌高发区GU所占的比例有所增加。

一、病因

(一)幽门螺杆菌

幽门螺杆菌是消化性溃疡的重要病因。幽门螺杆菌可造成胃十二指肠黏膜的上皮细胞受损和强烈的炎症反应,损害了局部黏膜的防御-修复机制。

(二)非甾体抗炎药

非甾体抗炎药(nonsteroidal anti-inflammatory drugs,NSAIDs)是引起消化性溃疡的另一个常见病因。大量研究资料显示,在长期服用NSAIDs患者中10%～25%可发现胃或十二指肠溃疡,有1%～4%患者发生出血、穿孔等溃疡并发症。溃疡形成及其并发症发生的风险除与服用NSAIDs种类、剂量及疗程有关外,尚与高龄、同时服用抗凝血药、糖皮质激素等因素有关。NSAIDs通过削弱黏膜的防御和修复功能从而导致消化性溃疡。NSAIDs和幽门螺杆菌是引起消化性溃疡发病的两个独立因素。

(三)胃酸/胃蛋白酶对黏膜自身的消化

消化性溃疡的最终形成是由胃酸/胃蛋白酶对黏膜自身消化作用所致。因胃蛋白酶活性是pH依赖性的,在pH>4时便失去活性。因此,在探讨消化性溃疡发病机制时主要考虑胃酸是溃疡形成的直接原因。胃酸的这一损害作用一般只有在正常黏膜防御和修复功能遭受破坏时才能发生。

(四)其他因素

(1)吸烟:吸烟者消化性溃疡发病率比不吸烟者高,吸烟影响溃疡愈合和促进溃疡复发。

(2)遗传:消化性溃疡的家族史可能是幽门螺杆菌感染的"家庭聚集"现象;O型血胃上皮细胞表面表达更多黏附受体而有利于幽门螺杆菌定植。遗传因素的作用尚有待进一步研究。

(3)急性应激可引起应激性溃疡。长期精神紧张、过劳,易使溃疡发作或加重,情绪应激可能是主要诱因。

(4)胃十二指肠运动异常:研究发现部分DU患者胃排空增快,这可使十二指肠球部酸负荷增大;部分 GU 患者有胃排空延迟,这可增加十二指肠液反流入胃的量,加重胃黏膜屏障损害。胃肠运动障碍一般不是原发病因,但可加重幽门螺杆菌或 NSAIDs 对黏膜的损害。

简言之,消化性溃疡是一种多因素疾病,其中幽门螺杆菌感染和服用 NSAIDs 是已知的主要病因,溃疡发生是黏膜侵袭因素和防御因素失平衡的结果,胃酸在溃疡形成中起关键作用。

二、病理

DU 多发生在球部,前壁比较常见;GU 多在胃角和胃窦小弯。溃疡一般为单个,也可多个,呈圆形或椭圆形。DU 直径多<10 mm,GU 要比 DU 稍大。亦可见到直径>2 cm 的巨大溃疡。溃疡边缘光整、底部洁净,由肉芽组织构成,上面覆盖有灰白色或灰黄色纤维渗出物。活动性溃疡周围黏膜常有炎症水肿。溃疡浅者累及黏膜肌层,深者达肌层甚至浆膜层,血管溃破时引起出血,穿破浆膜层时引起穿孔。溃疡愈合时有周围黏膜炎症、水肿消退,边缘上皮细胞增生覆盖溃疡面,其下的肉芽组织纤维转化,变为瘢痕,瘢痕收缩使周围黏膜皱襞向其集中。

三、发病机制

在正常生理情况下,胃十二指肠黏膜经常接触有强侵蚀力的胃酸和在酸性环境下被激活、能水解蛋白质的胃蛋白酶。此外,还经常受摄入的各种有害物质的侵袭,但却能抵御这些侵袭因素的损害,维持黏膜的完整性。这是因为胃、十二指肠黏膜具有一系列防御和修复机制。目前认为,胃十二指肠黏膜的这一完善而有效的防御和修复机制,足以抵抗胃酸/胃蛋白酶的侵蚀。一般而言,只有当某些因素损害了这一机制才可能发生胃酸/胃蛋白酶侵蚀黏膜,从而导致溃疡形成。

四、临床表现

(一)主要症状

(1)慢性过程,病史可达数年至数十年。

(2)周期性发作,发作与自发缓解相交替,发作期可为数周或数月,缓解期亦长短不一,短者数周、长者数年;发作常有季节性,多在秋冬或冬春之交发病,可因情绪不良或过劳而诱发。

(3)发作时上腹痛呈节律性,表现为空腹痛即餐后 2~4 小时或(及)午夜痛,腹痛多在进食或服用抗酸药后有所缓解,典型节律性表现在 DU 多见。腹痛性质多为灼痛,亦可为钝痛、胀痛、剧痛或饥饿样不适感。多位于中上腹,可偏右或偏左。部分患者无上述典型表现的疼痛,而仅表现为无规律性的上腹隐痛或不适。但部分患者可无症状或症状较轻,故不被患者所注意。

(4)可有反酸、嗳气、上腹胀等症状。

表 3-2 为 GU 和 DU 上腹疼痛特点的比较。

表 3-2 GU 和 DU 上腹疼痛特点的比较

	比较项目	GU	DU
相同点	慢性	病情可长达 6～7 年,有的长达 20 年或更长	
	周期性	发作-缓解周期性交替,以春、秋季节发作多见	
	疼痛性质	多呈钝痛、灼痛、胀痛或饥饿样不适,一般为轻至中度持续性痛,可耐受	
不同点	疼痛部位	中上腹或在剑突下和剑突偏左	中上腹或在中上腹右处
	疼痛时间	常在餐后 1 小时内发生,经 1～2 小时后逐渐缓解,至下次用餐前自行消失	常发生在两餐之间,持续至下餐进食后缓解,故又称空腹痛、饥饿痛;部分患者于午夜出现疼痛称午夜痛
	疼痛规律	进食-疼痛-缓解	疼痛-进食-缓解

(二)体征

溃疡活动时上腹部可有局限性轻压痛,缓解期无明显体征。

(三)并发症

(1)出血:50％以上的消化道出血是由消化性溃疡所致。出血是消化性溃疡最常见的并发症,DU 比 GU 容易发生。常因服用 NSAIDs 而诱发,部分患者(10％～25％)以上消化道出血为首发症状。

(2)穿孔:消化性溃疡最严重的并发症,见于 2％～10％ 的病例。消化性溃疡穿孔的后果有 3 种:①溃疡穿透浆膜层达腹腔致弥漫性腹膜炎,引起突发的剧烈腹痛,称为游离穿孔;②溃疡穿透并与邻近实质性器官相连,往往表现为腹痛规律发生改变,变得顽固而持久,称为穿透性溃疡;③溃疡穿孔入空腔器官形成瘘管。

(3)幽门梗阻:见于 2％～4％ 的病例。大多由 DU 或幽门管溃疡引起。急性梗阻多由炎症水肿和幽门部痉挛所致,梗阻为暂时性,随炎症好转而缓解;慢性梗阻主要由于溃疡愈合后瘢痕收缩而呈持久性。幽门梗阻使胃排空延迟,患者可感上腹饱胀不适,疼痛于餐后加重,且有反复大量呕吐,呕吐物为呈酸腐味的宿食,大量呕吐后疼痛可暂缓解。严重频繁呕吐可致失水和低氯低钾性碱中毒,常继发营养不良。上腹饱胀和逆蠕动的胃型,以及空腹时检查胃内有振水音、抽出胃液量>200 mL,是幽门梗阻的特征性表现。

(4)癌变:少数 GU 可发生癌变,癌变率<1%,DU 则极少见。对有 GU 病史,年龄在 45 岁以上,经严格内科治疗 4~6 周症状无好转,粪便隐血试验持续呈阳性者,应怀疑是否癌变,需进一步检查和定期随访。

(四)临床特殊类型

(1)复合溃疡:指胃和十二指肠同时发生的溃疡。DU 往往先于 GU 出现。幽门梗阻发生率较高。

(2)幽门管溃疡:幽门管位于胃远端,与十二指肠交界,长约 2 cm。幽门管溃疡与 DU 相似,胃酸分泌一般较高。幽门管溃疡上腹痛的节律性不明显,对药物治疗反应较差,呕吐较多见,较易发生幽门梗阻、出血和穿孔等并发症。

(3)球后溃疡:DU 大多发生在十二指肠球部,发生在球部远段十二指肠的溃疡称为球后溃疡。多发生在十二指肠乳头的近端。具有 DU 的临床特点,但午夜痛及背部放射痛多见,对药物治疗反应较差,较易并发出血。

(4)巨大溃疡:指直径>2 cm 的溃疡。对药物治疗反应较差、愈合时间较慢,易发生慢性穿透或穿孔。

(5)老年人消化性溃疡:近年来,老年人发生消化性溃疡的报道增多。临床表现多不典型,GU 多位于胃体上部甚至胃底部、溃疡常较大,易误诊为胃癌。

(6)无症状性溃疡:约 15% 消化性溃疡患者可无症状,可见于任何年龄,以老年人较多见;NSAIDs 引起的溃疡近半数无症状。

五、辅助检查

(一)胃镜检查

胃镜检查是确诊消化性溃疡首选的检查方法。胃镜检查不仅可对胃十二指肠黏膜直接观察、摄像,还可在直视下取活组织做病理学检查及幽门螺杆菌检测。

(二)X 线钡餐检查

该检查适用于对胃镜检查有禁忌或不愿接受胃镜检查者。溃疡的 X 线征象有直接和间接 2 种。

(1)龛影是直接征象,对溃疡有确诊价值。

（2）局部压痛、十二指肠球部激惹和球部畸形、胃大弯侧痉挛性切迹均为间接征象，仅提示可能有溃疡。

（三）幽门螺杆菌检测

幽门螺杆菌检测应列为消化性溃疡诊断的常规检查项目。检测方法有两种。

（1）侵入性：通过胃镜检查取胃黏膜活组织进行检测，主要包括快速尿素酶试验、组织学检查和幽门螺杆菌培养。

（2）非侵入性：主要有^{14}C 或^{13}C 尿素呼气试验、粪便幽门螺杆菌抗原检测及血清学检查（定性检测血清抗幽门螺杆菌 IgG 抗体）。^{14}C 或^{13}C 尿素呼气试验常作为根除治疗后复查的首选方法。

（四）粪便隐血试验

粪便隐血试验阳性提示溃疡有活动，如 GU 患者持续呈阳性，应怀疑有癌变的可能。

六、护理措施

（一）一般护理

1.休息和活动

症状较重或有并发症时，应卧床休息。溃疡缓解期，应适当活动，工作宜劳逸结合，以不感到劳累和诱发疼痛为原则。

2.饮食护理

（1）饮食原则：①定时定量，以维持正常消化活动的节律，避免餐间零食和睡前进食，使胃酸分泌有规律。②少食多餐，少食可避免胃窦部过度扩张引起促胃液素分泌增加，以减少胃酸对病灶的刺激，多餐可使胃中经常保持适量的食物以中和胃酸，利于溃疡面的愈合。③细嚼慢咽，以减少对消化道过强的机械刺激，同时咀嚼还可增加唾液分泌，后者具有稀释和中和胃酸的作用。④食物选择应营养丰富、搭配合理、清淡、易于消化、刺激性小。各种食物应切细、煮软。可选择牛奶、鸡蛋、鱼及稍加碱的软米饭或米粥等偏碱性食物，脂肪摄取也应适量，避免进食生、冷、硬、粗纤维的蔬菜、水果，忌食生姜、生蒜、生萝卜、油炸食物及浓咖啡、浓茶和辣椒、酸醋。⑤进餐时避免情绪不安，精神紧张。

（2）营养状况监测：经常评估患者的饮食和营养状况。

(二)病情观察

1.病情监测

注意观察及详细了解患者疼痛的规律和特点,指导患者准备抑酸性食物(苏打饼干等)在疼痛前进食,或服用抑酸剂以防疼痛。也可采用局部热敷或针灸止痛等。监测生命体征及腹部体征的变化,以及时发现并纠正并发症。

2.帮助患者认识和去除病因及诱因

(1)对服用 NSAIDs 者,应停药。

(2)对嗜烟酒者,应督促患者戒烟、戒酒。

(三)并发症的护理

当发生急性穿孔和瘢痕性幽门梗阻时,应立即遵医嘱做好手术前准备。亚急性穿孔和慢性穿孔时,注意观察疼痛的性质。急性幽门梗阻时,做好呕吐物的观察与处理,指导患者禁食、禁水,行胃肠减压,保持口腔清洁,遵医嘱静脉补充液体,并做好解痉药和抗生素的用药护理。

(四)用药护理

遵医嘱对患者进行药物治疗,常用药物如表 3-3 所示。护理时注意观察药效及不良反应。

表 3-3　治疗消化性溃疡常用药物

药物种类	常用药物	常规治疗剂量
碱性抗酸剂	氢氧化铝、铝碳酸镁及其复方制剂	
H_2受体拮抗剂(H_2RA)	西咪替丁	800 mg 每晚 1 次或 400 mg 每天 2 次
	雷尼替丁	300 mg 每晚 1 次或 150 mg 每天 2 次
	法莫替丁	40 mg 每晚 1 次或 20 mg 每天 2 次
质子泵抑制剂(PPI)	奥美拉唑	20 mg 每天 1 次
	兰索拉唑	30 mg 每天 4 次
	泮托拉唑	40 mg 每天 1 次
胃黏膜保护剂	硫糖铝	1 g 每天 4 次
	枸橼酸铋钾	120 mg 每天 4 次
	米索前列醇	200 μg 每天 4 次

1.碱性抗酸药

如氢氧化铝凝胶等,应在饭后 1 小时和睡前服用。服用片剂时应嚼服,乳剂给药前应充分摇匀。抗酸药应避免与奶制品同时服用,因两者相互作用可形成络合物。酸性的食物及饮料不宜与抗酸药同服。氢氧化铝凝胶能阻碍磷的吸收，引起磷缺乏症，表现为食欲缺乏、软弱无力等症状，甚至可导致骨质疏松。长期大量服用还可引起严重便秘、代谢性碱中毒与钠潴留，甚至造成肾损害。如服用镁制剂则易引起腹泻。

2.H_2受体拮抗剂

应在餐中或餐后即刻服用，也可把一天剂量在睡前服用。如需同时服用抗酸药，则两药应间隔 1 小时以上服用。如用于静脉给药时应注意控制速度，速度过快可引起低血压和心律失常。西咪替丁对雄性激素受体有亲和力，可致男性乳腺发育、勃起功能障碍及性功能紊乱，肾脏是其排泄的主要器官，应用期间应注意患者的肾功能。此外，少数患者还可出现一过性肝功能损害和粒细胞缺乏，亦可出现头痛、头晕、疲倦、腹泻及皮疹等反应，如出现上述反应应及时协助医师进行处理。药物可从母乳中排出，哺乳期应停止用药。

3.其他药物

奥美拉唑可引起头晕，特别是用药初期，应嘱患者用药期间避免开车或做其他必须注意力高度集中的事。硫糖铝片宜在每次进餐前 1 小时服用。可有便秘、口干、皮疹、眩晕和嗜睡等不良反应。因其含糖量较高，糖尿病患者应慎用。不能与多酶片同服，以免降低两者的效价。

(五)心理护理

及时了解并减轻各种焦虑，护理人员应关心患者，鼓励其说出心中的顾虑与疑问，护士应耐心倾听并给予解答。正确评估患者及家属对疾病的认识程度和心理状态。积极进行健康宣教，减轻不良心理反应。

第三节　上消化道出血

上消化道出血是指屈氏韧带以上的消化道，包括食管、胃、十二指肠和胰、胆道病变引起的出血，以及行胃空肠吻合术后的空肠病变的出血。上消化道出血是临床常见的严重的症状，常表现为呕血和黑便。

一、病因

(一)上胃肠道疾病

1.食管疾病和损伤

(1)食管疾病,如反流性食管炎、食管憩室炎、食管癌和食管消化性溃疡。

(2)食管物理性损伤,如食管贲门黏膜撕裂综合征,器械检查,食管异物,强酸、强碱或其他化学品引起的损伤。

2.胃十二指肠疾病

消化性溃疡、Zolinger-Elison 综合征、急性糜烂出血性胃炎(常见病因有服用损伤胃黏膜的药物、过量饮酒等)、慢性胃炎、胃黏膜脱垂、胃癌或其他肿瘤、胃手术后病变如吻合口溃疡、吻合口或残胃黏膜糜烂、残胃癌、胃血管异常,以及其他病变如急性胃扩张、胃扭转、重度钩虫病等。

3.空肠疾病

胃肠吻合术后空肠溃疡、克罗恩病。

(二)门静脉高压引起食管胃底静脉曲张破裂出血

1.肝硬化

各种病因引起的肝硬化。

2.门静脉阻塞

门静脉炎、门静脉血栓形成、门静脉受邻近肿块压迫。

(三)上胃肠道邻近器官或组织的疾病

1.胆道出血

胆囊或胆管结石或癌症、胆道蛔虫症、术后胆总管引流管造成胆管受压坏死,肝癌、肝脓肿或肝动脉瘤破入胆道。

2.胰腺疾病

胰腺癌、急性胰腺炎并发脓肿溃破入十二指肠。

3.其他

主动脉瘤、肝或脾动脉瘤破裂入食管、胃或十二指肠,纵隔肿瘤或脓肿破入食管。

(四)全身性疾病

(1)血液病:白血病、再生障碍性贫血、血小板减少性紫癜、血友病、弥散性血管内凝血及其他凝血机制障碍。

（2）尿毒症。

（3）血管性疾病：动脉粥样硬化、过敏性紫癜等。

（4）风湿性疾病：结节性多动脉炎、系统性红斑狼疮等。

（5）应激相关胃黏膜损伤：严重感染、休克、创伤、手术、精神刺激、脑血管意外或其他颅内病变、肺源性心脏病、急性呼吸窘迫综合征、重症心力衰竭等应激状态下，发生急性糜烂出血性胃炎及应激性溃疡等急性胃黏膜损伤，统称为应激相关胃黏膜损伤。应激性溃疡可引起大出血。

（6）急性传染性疾病：肾综合征出血热、钩端螺旋体病、登革热和暴发型肝炎等。

二、临床表现

了解有无胃、十二指肠、食管疾病及肝硬化、胆道系统疾病病史；有无血液病及严重感染、休克、创伤、手术、精神刺激及脑血管意外等应激状态病史。

（一）呕血与黑便

呕血与黑便是上消化道出血的特征性表现。上消化道出血者均有黑便，但不一定有呕血。出血部位在幽门以上者常有呕血和黑便，在幽门以下者可仅表现为黑便。但出血量少、发展速度慢的幽门以上病变亦可仅见黑便，而出血量大、发展速度快的幽门以下病变可因血液反流入胃，引起恶心、呕吐而出现呕血。

呕血与黑便的颜色、性质亦与出血量和速度有关。呕血呈鲜红色或有血块提示出血量大且速度快，血液在胃内停留时间短，未经胃酸充分混合即呕出，如呕血呈棕褐色咖啡渣样，表明血液在胃内停留时间长，经胃酸作用形成正铁血红素。柏油样黑便，黏稠而发亮，是因血红蛋白中铁与肠内硫化物作用形成硫化铁。当出血量大且速度快时，血液在肠内推进快，粪便可呈暗红色甚至鲜红色，需与下消化道出血鉴别；反之，空肠、回肠的出血如出血量不大，在肠内停留时间较长，也可表现为黑便，需与上消化道出血鉴别。

（二）失血性周围循环衰竭

上消化道大量出血时，由于循环血容量急剧减少，静脉回心血量相应不足，导致心排血量降低，常发生急性周围循环衰竭，其程度轻重因出血量大小和失血速度快慢而异。患者可出现头昏、心悸、乏力、出汗、口渴和晕厥等一系列组织缺血的表现。

出血性休克早期体征有脉搏细速、脉压变小，血压可因机体代偿作用而正常甚至一时偏高。此时应特别注意血压波动，并予以及时抢救，否则血压将迅速下降。

呈现休克状态时,患者表现为面色苍白、口唇发绀、呼吸急促,皮肤湿冷,呈灰白色或有紫灰花斑,施压后褪色经久不能恢复,体表静脉塌陷,精神萎靡、烦躁不安,重者反应迟钝、意识模糊;收缩压<80 mmHg,脉压<25 mmHg,心率加快至>120 次/分。休克时尿量减少,若补足血容量后仍少尿或无尿,应考虑并发急性肾衰竭。

(三)发热

大量出血后,多数患者在 24 小时内出现发热,一般不超过 38.5 ℃,可持续3～5 天。发热机制可能与循环血容量减少、急性周围循环衰竭、导致体温调节中枢功能障碍有关,失血性贫血亦为影响因素之一。

(四)氮质血症

上消化道大量出血后,肠道中血液的蛋白质消化产物被吸收,引起血中尿素氮浓度增高,称为肠性氮质血症。血尿素氮多在一次出血后数小时上升,24～48 小时达到高峰,一般不超过 14.3 mmol/L,3～4 天恢复正常。如患者血尿素氮持续增高超过 3 天,血容量已基本纠正且出血前肾功能正常,则提示上消化道继续出血或再次出血。

出血导致周围循环衰竭,使肾血流量和肾小球滤过率减少,以致氮质潴留,是血尿素氮增高的肾前性因素。

如无活动性出血的证据,且血容量已基本补足而尿量仍少,血尿素氮不能降至正常,则应考虑是否因严重而持久的休克造成急性肾衰竭,或失血加重了原有肾病的肾损害而发生肾衰竭。

(五)血常规

上消化道大量出血后,均有急性失血性贫血。出血早期血红蛋白浓度、红细胞数与血细胞比容的变化可能不明显,经 3～4 小时后,因组织液渗入血管内,使血液稀释,才出现失血性贫血的血象改变。贫血程度取决于失血量、出血前有无贫血、出血后液体平衡状态等因素。出血 24 小时内网织红细胞即见增高,出血停止后逐渐降至正常,如出血不止则可持续升高。白细胞计数在出血后 2～5 小时升高,可达(10～20)×10^9/L,血止后 2～3 天恢复正常。肝硬化、脾功能亢进者白细胞计数可不升高。

三、辅助检查

(一)内镜检查

内镜检查是上消化道出血病因诊断的首选检查方法。出血后 24～48 小时内行急症内镜检查,可以直接观察出血部位,明确出血的病因,同时对出血灶进行止血治疗。胶囊内镜检查对排除小肠病变引起的出血有特殊价值。

(二)X 线钡剂造影检查

对明确病因亦有价值。主要适用于不宜或不愿进行内镜检查者,内镜检查未能发现出血原因,需排除十二指肠降段以下的小肠段有出血病灶。由于活动性出血时胃内有积血,且患者处于抢救阶段不能配合,一般主张在出血停止且病情基本稳定数天后进行检查。

(三)其他检查

放射性核素扫描或选择性动脉造影检查如腹腔动脉、肠系膜上动脉造影帮助确定出血部位,适用于内镜及 X 线钡剂造影检查未能确诊而又反复出血者。不能耐受 X 线、内镜或动脉造影检查的患者,可做吞线试验,根据棉线有无沾染血迹及其部位,可以估计活动性出血部位。

四、护理措施

(一)一般护理

1.休息与活动

精神上的安静和减少身体活动有利于出血停止。少量出血者应卧床休息,可起身稍事活动,可上厕所排大、小便。但应注意有活动性出血时,患者常因有便意而至厕所,在排便时或便后起立时晕厥。指导患者坐起、站起时动作缓慢;出现头晕、心慌和出汗时立即卧床休息。大出血者绝对卧床休息,协助患者取舒适体位并定时变换体位,注意保暖,治疗和护理工作应有计划地集中进行,以保证患者的休息和睡眠。限制活动期间,协助患者完成个人日常生活活动。例如,进食、口腔清洁、皮肤清洁、排泄。卧床者特别是老年人和重症患者注意预防压疮的发生。呕吐后及时漱口。排便次数多者注意肛周皮肤的清洁和保护。

2.饮食护理

急性大出血伴恶心、呕吐者应禁食。少量出血无呕吐者,可进食温凉、清淡、流质食物,这对消化性溃疡患者尤为重要,因进食可减少胃收缩运动并可中和胃酸,促进溃疡愈合。出血停止后改为进食营养丰富、易消化、无刺激性半流质食物或软食,少量多餐,逐步过渡到正常饮食。

3.体位与保持呼吸道通畅

大出血时患者取平卧位并将下肢略抬高,以保证脑部供血。呕吐时头偏向一侧,防止窒息或误吸;必要时用负压吸引器清除气道内的分泌物、血液或呕吐物,保持呼吸道通畅,同时给予吸氧。

(二)治疗护理

大出血时立即建立静脉通道。配合医师迅速准确地实施输血、输液、止血及用药等抢救措施,并观察治疗效果及不良反应。输液开始宜快,必要时测定中心静脉压作为调整输液量和速度的依据。避免因输液、输血过多、过快而引起急性肺水肿,对老年患者和心肺功能不全者尤其要注意。肝病患者忌用吗啡、巴比妥类药物,宜输新鲜血,因库存血含氨量高,易诱发肝性脑病。准备好急救用品、药物。

(三)病情监测

1.监测指标

(1)生命体征:有无心率加快、心律失常、脉搏细弱、血压降低、脉压变小、呼吸困难、体温不升或发热,必要时进行心电监护。

(2)精神和意识状态:有无精神疲倦、烦躁不安、嗜睡、表情淡漠、意识不清甚至昏迷。

(3)观察皮肤和甲床色泽,肢体温暖或是湿冷,周围静脉特别是颈静脉充盈情况。

(4)准确记录出入量,疑有休克时留置导尿管,测每小时尿量,应保持尿量>30 mL/h。

(5)观察呕吐物和粪便的性质、颜色及量。

(6)定期复查红细胞计数、血细胞比容、血红蛋白、网织红细胞计数、血尿素氮、大便隐血,以了解贫血程度、出血是否停止。

(7)监测血清电解质和血气分析的变化:急性大出血时,经呕吐物、鼻胃管抽吸和腹泻,可丢失大量水分和电解质,应注意维持水、电解质和酸碱平衡。

2.周围循环状况的观察

周围循环衰竭的临床表现对估计出血量有重要价值,关键是动态观察患者的心率、血压。可改变体位测量心率、血压并观察症状和体征来估计出血量:先测平卧时的心率与血压,然后测由平卧位改为半卧位时的心率与血压,如改为半卧位即出现心率增快＞10 次/分、血压下降幅度＞15 mmHg、头晕、出汗甚至晕厥,则表示出血量大,血容量已明显不足。如患者烦躁不安、面色苍白、皮肤湿冷、四肢冰凉提示体循环血液灌注不足;而皮肤逐渐转暖、出汗停止则提示血液灌注好转。

3.出血量的估计

详细询问呕血和(或)黑便的发生时间、次数、量及性状,以便估计出血量和出血速度。

(1)粪便隐血试验阳性提示每天出血量超过 5 mL。

(2)出现黑便表明出血量在 50 mL 以上,1 次出血后黑便持续时间取决于患者排便次数,如每天排便 1 次,粪便色泽约在 3 天后恢复正常。

(3)当胃内积血量达 250 mL 时可引起呕血。

(4)当一次出血量在 400 mL 以下时,可因组织液与脾储血补充血容量而不出现全身症状。

(5)当出血量超过 400 mL 时,可出现头晕、心悸和乏力等症状。

(6)当出血量超过 1 000 mL 时,临床即出现急性周围循环衰竭的表现,严重者引起失血性休克。

应该指出,呕血与排黑便的频率与量虽有助于估计出血量,但因呕血与黑便分别混有胃内容物及粪便,且出血停止后仍有部分血液潴留在胃肠道内,故不能据此准确判断出血量。

4.继续或再次出血的判断

观察中出现下列迹象,提示有活动性出血或再次出血。

(1)反复呕血,甚至呕吐物由咖啡色转为鲜红色。

(2)黑便次数增多且粪质稀薄,色泽转为暗红色,伴肠鸣音亢进。

(3)周围循环衰竭的表现经补液、输血而未改善,或好转后又恶化,血压波动,中心静脉压不稳定。

(4)红细胞计数、血细胞比容、血红蛋白含量不断下降,网织红细胞计数持续增高。

(5)在补液足够、尿量正常的情况下,血尿素氮持续或再次增高。

(6)门静脉高压的患者原有脾大,在出血后常暂时缩小,如不见脾大恢复亦提示出血未止。

5.原发病的病情观察

例如,肝硬化并发上消化道大量出血的患者,应注意观察有无并发感染、黄疸加重、肝性脑病等。

(四)食管胃底静脉曲张破裂出血的特殊护理

除上述上消化道大量出血的基本护理措施外,本病患者的特殊护理措施如下。

1.潜在并发症

常存在的潜在并发症首先是血容量不足。

(1)饮食护理:活动性出血时应禁食。止血后 1~2 天渐进高热量、高维生素流质食物,限制钠和蛋白质摄入,避免进食粗糙、坚硬、刺激性食物,且应细嚼慢咽,防止损伤曲张静脉而引起再次出血。

(2)用药护理:血管升压素可引起腹痛、血压升高、心律失常、心肌缺血,甚至发生心肌梗死,故滴注速度应准确,并严密观察不良反应。患有冠心病的患者忌用血管升压素。

(3)三(四)腔二囊管的应用与护理:熟练地操作和插管后的密切观察及细致护理是达到止血效果的关键。插管前仔细检查,确保食管引流管、胃管、食管囊管、胃囊管通畅并分别做好标记,检查两气囊无漏气后抽尽囊内气体,备用。协助医师为患者作鼻腔、咽喉部局部麻醉,经鼻腔或口腔插管至胃内。插管至 65 cm 时抽取胃液,检查管端确在胃内,并抽出胃内积血。先向胃囊注气 150~200 mL,至囊内压约 6.7 kPa(50 mmHg)并封闭管口,缓缓向外牵引管道,使胃囊压迫胃底部曲张静脉。如单用胃囊压迫已止血,则食管囊不必充气。如未能止血,继续向食管囊注气约 100 mL 至囊内压约 5.3 kPa(40 mmHg)并封闭管口,使气囊压迫食管下段的曲张静脉。管外端以绷带连接 0.5 kg 沙袋,经牵引架作持续牵引。将食管引流管、胃管连接负压吸引器或定时抽吸,观察出血是否停止,并记录引流液的性状、颜色及量。经胃管冲洗胃腔,清除积血方可减少氨在肠道内的吸收,以免血氨增高而诱发肝性脑病。

出血停止后,放松牵引,放出囊内气体,保留管道继续观察 24 小时,未再出血可考虑拔管,对昏迷患者亦可继续留置管道用于注入流质食物和药液。拔管前口服液状石蜡 20~30 mL,润滑黏膜及管、囊的外壁,抽尽囊内气体,以缓慢、轻巧的动作拔管。气囊压迫一般以 3~4 天为限,继续出血者可适当延长。

留置管道期间,定时做好鼻腔、口腔的清洁,用液状石蜡润滑鼻腔、口唇。床旁置备用三(四)腔二囊管、血管钳及换管所需用品,以便紧急换管时用。

留置气囊管给患者以不适感,有过插管经历的患者尤其易出现恐惧或焦虑感,故应多巡视、陪伴患者,解释本治疗方法的目的和过程,加以安慰和鼓励,取得患者的配合。

2.有受伤的危险

创伤、窒息、误吸与气囊压迫使食管胃底黏膜长时间受压、气囊阻塞气道、血液或分泌物反流入气管有关。

(1)防创伤:留置三(四)腔二囊管期间,定时测量气囊内压力,以防压力不足而不能止血,或压力过高而引起组织坏死。气囊充气加压12～24小时应放松牵引,放气15～30分钟,如出血未止,再注气加压,以免食管胃底黏膜受压时间过长而发生糜烂、坏死。

(2)防窒息:当胃囊充气不足或破裂时,食管囊和胃囊可向上移动,阻塞于喉部而引起窒息,一旦发生应立即抽出囊内气体,拔出管道。对昏迷患者应密切观察有无突然发生的呼吸困难或窒息表现。必要时约束患者双手,以防烦躁或神志不清的患者试图拔管而发生窒息等意外。

(3)防误吸:应用四腔管时可经食管引流管抽出食管内积聚的液体,以防误吸引起吸入性肺炎;三腔管无食管引流管腔,必要时可另插一管进行抽吸。床旁置备弯盘、纸巾,供患者及时清除鼻腔、口腔分泌物,并嘱患者勿咽下唾液等分泌物。

(五)心理护理

向患者解释安静休息有利于止血,关心、安慰患者。经常巡视,陪伴患者,使其有安全感。解释各项检查的目的及操作方法、治疗措施,听取并解答患者或家属的提问,以减轻他们的疑虑。

第四节 肝 硬 化

肝硬化是一种由不同病因引起的慢性进行性弥漫性肝病。病理特点为广泛的肝细胞变性坏死、再生结节形成、结缔组织增生,致使正常肝小叶结构破坏和假小叶形成。临床可有多系统受累,主要表现为肝功能损害和门静脉高压,晚期出现消化道出血、肝性脑病、感染等严重并发症。在我国,肝硬化是常见疾病和主要死因之一。本病占内科总住院人数的4.3%～14.2%。

一、病因与发病机制

引起肝硬化的病因很多,我国最为常见的是病毒性肝炎,国外则以酒精中毒性肝炎居多。

(一)病毒性肝炎

主要为乙型病毒性肝炎,其次为丙型肝炎,或乙型加丁型重叠感染,甲型和戊型一般不发展为肝硬化。

(二)日本血吸虫病

我国长江流域血吸虫病流行区多见。反复或长期感染血吸虫病者,虫卵及其毒性产物在肝脏汇管区刺激结缔组织增生,导致肝纤维化和门脉高压,称为血吸虫病性肝纤维化。

(三)酒精中毒

长期大量饮酒者,乙醇及其中间代谢产物(乙醛)直接引起酒精性肝炎,并发展为肝硬化,酗酒所致的长期营养失调也对肝脏起一定损害作用。

(四)药物或化学毒物

长期服用双醋酚丁、甲基多巴等药物,或长期反复接触磷、砷、四氯化碳等化学毒物,可引起中毒性肝炎,最终演变为肝硬化。

(五)胆汁淤积

持续存在肝外胆管阻塞或肝内胆汁淤积时,高浓度的胆汁酸和胆红素损害肝细胞,导致肝硬化。

(六)循环障碍

慢性充血性心力衰竭、缩窄性心包炎、肝静脉或下腔静脉阻塞等使肝脏长期淤血,肝细胞缺氧、坏死和结缔组织增生,最后发展为肝硬化。

(七)遗传性或代谢性疾病

由于遗传性或代谢性疾病,某些物质或其代谢产物沉积于肝,造成肝损害,并可致肝硬化,如肝豆状核变性、血色病、半乳糖血症和 α_1-抗胰蛋白酶缺乏症。

(八)营养失调

食物中长期缺乏蛋白质、维生素、胆碱等,以及慢性炎症性肠病,可引起营养不良和吸收不良,降低肝细胞对致病因素的抵抗力,成为肝硬化的直接或间接病因。

此外,部分病例发病原因难以确定,称为隐源性肝硬化,其中部分病例与无黄疸型病毒性肝炎,尤其是丙型肝炎有关。自身免疫性肝炎可发展为肝硬化。各种病因引起的肝硬化,其病理变化和发展演变过程是基本一致的。特征为广泛肝细胞变性坏死、结节性再生、弥漫性结缔组织增生和假小叶形成。上述病理变化造成肝内血管扭曲、受压、闭塞而致血管床缩小,肝内门静脉、肝静脉和肝动脉小分支之间发生异常吻合而形成短路,导致肝内血液循环紊乱。这些严重的肝内血液循环障碍,是形成门静脉高压的病理基础,且使肝细胞营养障碍加重,促使肝硬化病变进一步发展。

二、临床表现

(一)病史

病毒性肝炎病史;长江流域血吸虫病流行区居住史;长期大量饮酒史;长期服用双醋酚丁、甲基多巴等药物史,或长期反复接触磷、砷、四氯化碳等化学毒物史;慢性充血性心力衰竭、缩窄性心包炎等肝静脉或下腔静脉阻塞史;肝豆状核变性、血色病、半乳糖血症和 α_1-抗胰蛋白酶缺乏症等遗传性和代谢性疾病史;长期营养失调病史。

(二)症状

肝硬化的病程发展通常比较缓慢,可隐伏 3～5 年或更长时间,分为代偿期和失代偿期。

1.代偿期

早期症状轻,以乏力、食欲缺乏为主要表现,可伴有恶心、厌油腻、腹胀、上腹隐痛及腹泻等情况。症状常因劳累或伴发病而出现,经休息或治疗可缓解。患者营养状况一般或消瘦,轻度肝大,质地偏硬,可有轻度压痛,轻至中度脾大。肝功能多在正常范围内或轻度异常。

2.失代偿期

(1)肝功能减退。

全身症状和体征:一般状况与营养状况均较差,乏力、消瘦、不规则低热、面色灰暗黝黑(肝病面容)、皮肤干枯粗糙、水肿、舌炎、口角炎等。

消化道症状:食欲减退甚至畏食、进食后上腹饱胀不适、恶心、呕吐、稍进油腻肉食易引起腹泻,因腹水和胃肠积气而腹胀不适。肝细胞有进行性或广泛性坏死时可出现黄疸。

出血倾向和贫血:常有鼻出血、牙龈出血、皮肤紫癜和胃肠出血等倾向,由肝合成凝血因子减少、脾功能亢进和毛细血管脆性增加所致。贫血可由缺铁、缺乏叶酸、缺维生素 B_{12} 或脾功能亢进等因素引起。

内分泌失调：①雌激素增多、雄激素和糖皮质激素减少，肝对雌激素的灭活功能减退，故体内雌激素增多。雌激素增多时，通过负反馈抑制腺垂体分泌促性腺激素及促肾上腺皮质激素的功能，致雄激素和肾上腺糖皮质激素减少。雌激素与雄激素比例失调，男性患者常有性欲减退、睾丸萎缩、毛发脱落及乳房发育等症状；女性患者可有月经失调、闭经、不孕等症状。部分患者出现蜘蛛痣，主要分布在面颈部、上胸、肩背和上肢等上腔静脉引流区域；手掌大小鱼际和指端腹侧部位皮肤发红称为肝掌。肾上腺皮质功能减退，表现为面部和其他暴露部位皮肤色素沉着。②醛固酮和抗利尿激素增多、肝功能减退时对醛固酮和抗利尿激素的灭活作用减弱，致体内醛固酮及抗利尿激素增多。醛固酮作用于远端肾小管，使钠重吸收增加；抗利尿激素作用于集合管，使水的重吸收增加。水、钠潴留导致尿少、水肿，并促进腹水形成。

(2)门静脉高压。

脾大：门静脉高压致脾静脉压力增高，脾淤血而肿大，一般为轻、中度大，有时可为巨脾。上消化道大量出血时，脾脏可暂时缩小，待出血停止并补足血容量后，脾脏再度增大。晚期脾大常伴有对血细胞破坏增加，使周围血中白细胞、红细胞和血小板计数减少，称为脾功能亢进。

侧支循环的建立和开放：正常情况下，门静脉系与腔静脉系之间的交通支很细小，血流量很少。门静脉高压形成后，来自消化器官和脾脏的回心血液流经肝脏受阻，使门腔静脉交通支充盈扩张，血流量增加，建立起侧支循环。临床上重要的侧支循环如下：①食管下段和胃底静脉曲张，主要是门静脉系的胃冠状静脉和腔静脉系的食管静脉、奇静脉等沟通开放，常有恶心、呕吐、咳嗽和负重等，使腹内压突然升高，或因粗糙食物机械损伤、胃酸反流腐蚀损伤时，导致曲张静脉破裂出血，出现呕血、黑便及休克等表现。②腹壁静脉曲张，由于脐静脉重新开放，与附脐静脉、腹壁静脉等连接，在脐周和腹壁可见迂曲静脉以脐为中心向上及下腹壁延伸。③痔核形成，为门静脉系的直肠上静脉与下腔静脉系的直肠中、下静脉吻合扩张形成，破裂时引起便血。

腹水：肝硬化肝功能失代偿期最为显著的临床表现。腹水出现前常有腹胀，以饭后明显。有大量腹水时腹部隆起，腹壁绷紧发亮，患者行动困难，可发生脐疝，膈抬高，出现呼吸困难、心悸。部分患者伴有胸腔积液。腹水形成的因素如下。①门静脉压力增高：使腹腔脏器毛细血管床静水压增高，组织间液回吸收减少而漏入腹腔。②低蛋白血症：指血浆清蛋白<30 g/L，肝功能减退使清蛋白合

成减少及蛋白质摄入和吸收障碍,低蛋白血症时血浆胶体渗透压降低,血管内液外渗。③肝淋巴液生成过多:肝静脉回流受阻时,肝内淋巴液生成增多,超过胸导管引流能力,淋巴管内压力增高,使大量淋巴液自肝包膜和肝门淋巴管渗出至腹腔。④抗利尿激素及继发性醛固酮增多,引起水钠重吸收增加。⑤肾脏因素:有效循环血容量不足致肾血流量减少,肾小球滤过率降低,排钠和排尿量减少。

早期肝脏增大,表面尚平滑,质中等硬;晚期肝脏缩小,表面可呈结节状,质地坚硬;一般无压痛,但在肝细胞进行性坏死或并发肝炎和肝周围炎时可有压痛与叩击痛。

(三)并发症

1.上消化道出血

上消化道出血为本病最常见的并发症。由于食管下段或胃底静脉曲张破裂,引起突然大量的呕血和黑便,常引起出血性休克或诱发肝性脑病,病死率高。

2.感染

由于患者抵抗力低下,门、腔静脉侧支循环开放等因素,增加细菌入侵繁殖机会,易并发感染如肺炎、胆道感染、自发性腹膜炎等。自发性腹膜炎是指无任何邻近组织炎症的情况下发生的腹水的细菌性感染。其主要原因是肝硬化时单核-吞噬细胞的噬菌作用减弱,肠道内细菌异常繁殖并经由肠壁进入腹膜腔,以及带菌的淋巴液漏入腹腔引起感染,致病菌多为革兰氏阴性杆菌。患者可出现发热、腹痛、腹胀、腹膜刺激征、腹水迅速增长或持续不减,少数病例发生中毒性休克。

3.肝性脑病

肝性脑病是晚期肝硬化最严重的并发症。

4.原发性肝癌

肝硬化患者短期内出现肝脏迅速增大、持续性肝区疼痛、腹水增多且为血性、不明原因的发热等,应考虑并发原发性肝癌,需做进一步检查。

5.功能性肾衰竭

功能性肾衰竭又称肝肾综合征,主要是由肾血管收缩和肾内血液重新分布,导致肾皮质血流量和肾小球滤过率下降等因素引起。一般表现为少尿或无尿、氮质血症、稀释性低钠血症和低尿钠,但肾无明显器质性损害。

6.电解质和酸碱平衡紊乱

出现腹水或其他并发症后,患者电解质紊乱趋于明显。

(1)低钠血症:长期低钠饮食致原发性低钠,长期利尿和大量放腹水等导致钠丢失,抗利尿激素增多使水潴留超过钠潴留而致稀释性低钠。

(2)低钾低氯血症与代谢性碱中毒:进食少、呕吐、腹泻、长期应用利尿剂或高渗葡萄糖液、继发性醛固酮增多等可引起低钾低氯,而低钾低氯血症可致代谢性碱中毒,诱发肝性脑病。

三、实验室及其他检查

(一)血常规检查

代偿期多正常,失代偿期常有不同程度的贫血。脾功能亢进时白细胞和血小板计数亦减少。

(二)尿常规检查

代偿期正常,失代偿期可有蛋白尿、血尿和管型尿。有黄疸时可出现尿胆红素,并有尿胆原增加。

(三)肝功能试验

代偿期正常或轻度异常,失代偿期多有异常。重症患者血清胆红素增高,胆固醇酯低于正常。转氨酶轻、中度增高,一般以丙氨酸氨基转移酶(ALT)增高较显著,但肝细胞严重坏死时天门冬氨酸氨基转移酶(AST)活力常高于 ALT。血清总蛋白正常、降低或增高,但清蛋白降低,球蛋白增高,清蛋白/球蛋白比例降低或倒置;在血清蛋白电泳中,清蛋白减少,γ球蛋白显著增高。凝血酶原时间会有不同程度延长。因纤维组织增生,血清Ⅲ型前胶原肽、透明质酸等常显著增高。肝储备功能试验如氨基比林、吲哚菁绿清除试验示不同程度潴留。

(四)免疫功能检查

血清 IgG 显著增高;T 细胞数常低于正常;可出现抗核抗体、抗平滑肌抗体等非特异性自身抗体;病因为病毒性肝炎者,乙型、丙型或乙型加丁型肝炎病毒标记可呈阳性反应。

(五)腹水检查

一般为漏出液。并发自发性腹膜炎、结核性腹膜炎或癌变时,腹水的性质会发生相应变化。

(六)影像学检查

X 线钡餐检查示食管静脉曲张者钡剂在黏膜上分布不均,显示虫蚀样或蚯蚓状充盈缺损,纵行黏膜皱襞增宽;胃底静脉曲张时钡剂呈菊花样充盈缺损。超声显像可显示肝大小和外形改变,脾大、门脉高压症时可见门静脉、脾静脉直径增宽,有腹水时可见液性暗区。CT 和 MRI 检查可显示肝脾形态改变、腹水。放射性核素检查可见肝摄取核素稀疏,脾核素浓集等。

(七)纤维内镜检查

可直视静脉曲张及其分布和程度。

(八)腹腔镜检查

可直接观察肝脾情况,在直视下对病变明显处进行穿刺做活组织检查。

四、护理措施

(一)一般护理

1.休息和活动

代偿期患者宜适当减少活动、避免劳累、保证休息,失代偿期患者出现并发症时需卧床休息。

2.饮食护理

以高热量、高蛋白(肝性脑病除外)和维生素丰富而易消化的饮食为原则。盐和水的摄入视病情调整。有腹水者应进低盐或无盐饮食,钠限制在每天500～800 mg(氯化钠 1.2～2.0 g),进水量限制在每天 1 000 mL 左右。应向患者介绍各种食物的成分。例如,高钠食物有咸肉、酱菜、酱油、罐头食品、含钠味精等,应尽量少食用;含钠较少的食物有粮谷类、瓜茄类、水果等;含钾多的食物有水果、硬壳果、马铃薯、干豆、肉类等。评估患者有无不恰当的饮食习惯而加重水、钠潴留,切实控制钠和水的摄入量。限钠饮食常使患者感到食物淡而无味,可适量添加柠檬汁、食醋等,改善食品的调味,以增进食欲。禁酒,忌用对肝有损害药物。有食管静脉曲张者避免进食粗糙、坚硬的食物。避免损伤曲张静脉,食管胃底静脉曲张者应食菜泥、肉末、软食,进餐时细嚼慢咽,咽下的食团宜小且外表光滑,切勿混入糠皮、硬屑、鱼刺、甲壳等,药物应磨成粉末,以防损伤曲张的静脉导致出血。

(二)体液过多的护理

1.休息和体位

多卧床休息,卧床时尽量取平卧位,以增加肝、肾血流量,改善肝细胞的营养,提高肾小球滤过率。可抬高下肢,以减轻水肿。阴囊水肿者可用托带托起阴囊,以利水肿消退。大量腹水者卧床时可取半卧位,以使膈肌下降,有利于进行呼吸运动,减轻呼吸困难和心悸。

2.避免腹内压骤增

大量腹水时,应避免使腹内压突然剧增的因素。例如,剧烈咳嗽、打喷嚏和用力排便等。

3.用药护理

使用利尿剂时应特别注意维持水、电解质和酸碱平衡。利尿速度不宜过快,以每天体重减轻≤0.5 kg为宜。

4.病情监测

观察腹水和下肢水肿的消长,准确记录出入量,测量腹围、体重,并教会患者正确的测量和记录方法。进食量不足、呕吐、腹泻者,或遵医嘱应用利尿剂、放腹水后更应密切观察。监测血清电解质和酸碱度的变化,以及时发现并纠正水、电解质和酸碱平衡紊乱,防止肝性脑病、功能性肾衰竭发生。

5.腹腔穿刺放腹水的护理

术前说明注意事项,测量体重、腹围、生命体征,排空膀胱以免误伤;术中及术后监测生命体征,观察有无不良反应;术毕用无菌敷料覆盖穿刺部位,如有溢液可用吸收性明胶海绵处置;术毕缚紧腹带,以免腹内压骤然下降;记录抽出腹水的量、性质和颜色,标本及时送检。

(三)活动无耐力护理

肝硬化患者的精神、体力状况随病情进展而减退,疲倦乏力、精神不振症状逐渐加重,严重时衰弱而卧床不起。应根据病情适当安排休息和活动。代偿期患者无明显的精神、体力减退,可参加简单工作,避免过度疲劳;失代偿期患者以卧床休息为主,但过多的躺卧易引起消化不良、情绪不佳,故应视病情安排适量的活动,活动量以不感到疲劳、不加重症状为度。

(四)有皮肤完整性受损风险的护理

肝硬化患者常有皮肤干燥、水肿等表现,有黄疸时可因皮肤瘙痒、长期卧床等因素,易发生皮肤破损和继发感染。除常规的皮肤护理、预防压疮措施外,应注意沐浴时避免水温过高或使用有刺激性的皂类和沐浴液,沐浴后可使用性质柔和的润肤品,以减轻皮肤干燥和瘙痒;皮肤瘙痒者给予止痒处理,嘱患者勿用手抓搔,以免皮肤破损。

(五)心理护理

及时了解并减轻患者的焦虑情绪。护理人员应关心患者,鼓励其说出心中的顾虑与疑问,并给予耐心倾听和解答。

第四章　肾内科疾病护理

第一节　急性肾小球肾炎

急性肾小球肾炎是以急性肾炎综合征为主要临床表现的一组原发性肾小球肾炎。以血尿、蛋白尿、水肿、高血压、少尿和肾小球滤过率下降为特点的常见肾小球疾病。本病有多种病因，临床上常见的是链球菌感染后急性肾小球肾炎，也可因其他细菌或病原微生物（病毒、立克次体、螺旋体、支原体、真菌、原虫、寄生虫）感染后急性起病。

一、病因

本病常由 β 溶血性链球菌"致肾炎菌株"感染所致，常见于上呼吸道感染、猩红热、皮肤感染等链球菌感染后。感染的严重程度与急性肾炎的发生和病变轻重并不完全一致。本病主要是由感染所诱发的免疫反应引起。

二、临床表现

本病起病急，临床表现轻重不一，多数患者呈一过性镜下血尿，严重者可有急性肾衰竭表现。大部分患者常有链球菌所致的前驱感染史，如急性化脓性扁桃体炎、咽炎、淋巴结炎、皮肤感染等，潜伏期一般为 1～3 周，经前驱期感染后，原发感染灶的临床表现大部分消失后急性起病。

(一)一般表现

1.血尿

几乎全部患者均有肾小球源性血尿，是该病起病的首发症状，以镜下血尿为主，也有 40% 患者呈肉眼血尿，其尿色呈均匀的棕色浑浊或洗肉水样，无血凝块，通常肉眼血尿 1～2 周后即转为镜下血尿，少数持续 3～4 周，镜下血尿持续时间较长,3～6个月或更久。

2.蛋白尿

多数患者尿蛋白检测呈阳性,一般蛋白定量在 0.5～3.5 g/24 h,常为非选择性蛋白尿,尿蛋白数天至数周后转阴。少数患者尿蛋白可达 3.5 g/24 h 以上,此类患者病程易迁延不愈,其预后不良。

3.水肿

水肿见于 80％以上的患者,为多数患者就诊的首发症状。见于起病早期,主要由原发性肾性水、钠潴留引起,开始仅累及眼睑及颜面,晨起重,呈"肾炎面容",或伴双下肢凹陷性水肿;重者延及全身,呈非凹陷性,或可伴有胸腔积液、腹水,一般在 2 周左右自行利尿消肿,如患者有血管通透性增加、低蛋白血症及心力衰竭等症状均可加重水肿。如果水肿持续发展,常提示预后不佳。

4.高血压

高血压见于 30％～80％的患者,老年人更多见,常表现为轻或中度的血压增高,舒张压上升,但很少超过 120 mmHg,不伴有眼底改变。该症状是由水和钠潴留、血容量增加所致,高血压程度常与水肿的程度平行,随着利尿消肿,血压也恢复正常,如血压持续升高或不降,表明肾脏病变严重。

5.肾功能减退

多数患者起病初期有尿量减少,常＜500 mL/24 h。因此,可引起一过性氮质血症,血肌酐及尿素氮略有升高,严重者可出现急性肾衰竭。1～2 周后尿量逐渐增加,氮质血症恢复,仅有少数患者(＜5％)可有少尿进展为无尿,其肾功能不能恢复,提示预后不佳。

(二)全身表现

常有乏力、恶心、呕吐、头晕、嗜睡、视力模糊、腰部钝痛等。

(三)并发症

可并发充血性心力衰竭、脑病和急性肾衰竭。脑病发生时,持续时间较短,表现为剧烈头痛、呕吐、嗜睡、神志不清,严重者有惊厥及昏迷。

三、治疗

本病为自限性疾病,其治疗原则:卧床休息、对症治疗,预防并发症,促进肾功能恢复,急性肾衰竭且有透析指征者,应及时给予短期透析治疗。

(一)休息

卧床休息是治疗本病的基本手段,尤其是急性期,一般持续 2 周,至肉眼血尿消失,水肿消退,血压恢复正常。

(二)饮食

对于水肿严重及高血压患者应无盐或低盐饮食;水肿且少尿者应控制入水量;肾功能损伤、氮质血症者,应限制蛋白质入量,予优质低蛋白饮食,并限制钾的摄入量。

(三)对症治疗

水肿者给予利尿治疗,血压高者及时给予降压药,以防止心脑血管并发症,血钾高者防治高钾血症,限制食物中钾的摄入量,适当应用排钾利尿药,如有必要可行透析治疗。对心功能差患者严密观察病情,积极进行利尿降压治疗,必要时使用加强心功能药物,减轻心脏前后负荷。如果以上方法仍不能控制心力衰竭时,可行血液透析滤过脱水治疗。

(四)控制感染灶

有呼吸道或皮肤感染者,应选用无肾毒性抗生素治疗,反复发作慢性扁桃体炎患者,可待病情稳定后行扁桃体摘除手术,手术前后应用青霉素2周。

四、护理评估

(一)一般评估

1.生命体征(T、P、R、BP)

感染未控制时可有发热;水、钠潴留致血容量增加可有血压升高、心率、呼吸加快。

2.患者主诉

发病前有无上呼吸道感染或皮肤感染;有无尿量减少、肉眼血尿;水肿发生的部位,有无腹胀等。

3.相关记录

身高、体重、饮食、睡眠及排便情况等。

(二)身体评估

1.视诊

皮肤是否完好,有无感染病灶;水肿的部位及程度等。

2.触诊

(1)测量腹围:观察有无腹水征象。

(2)观察颜面及全身水肿情况:根据每天水肿的部位记录情况与患者尿量情

况作动态的综合分析,判断水肿是否减轻,治疗是否有效。

3.叩诊

腹部有无移动性浊音、有无胸腔积液,心界有无扩大。

4.听诊

两肺有无湿啰音和哮鸣音。

(三)心理-社会评估

了解患者对疾病的认识程度,有无因疾病而导致的焦虑、恐惧等不良情绪。评估患者家庭及社会的支持情况。

(四)辅助检查结果评估

1.ASO 测定

ASO 滴度高低与链球菌感染有关,滴度明显升高说明近期有链球菌感染,但早期用青霉素后,滴度可不高。

2.补体测定

血清补体的动态变化是急性链球菌感染后急性肾炎的重要特征,发病初期补体 C_3 明显下降,8 周内渐恢复正常。

(五)主要用药的评估

1.利尿剂

治疗时尤其注意有无电解质紊乱,有无出现嗜睡、精神萎靡,呕吐、厌食、心音低钝、肌张力低或惊厥等症状。

2.抗生素

应用注意有无肾毒性。

五、护理诊断

(一)体液过多

体液过多与肾小球滤过率下降导致水、钠潴留有关。

(二)有皮肤完整性受损的危险

有皮肤完整性受损的危险与皮肤水肿有关。

六、护理措施

(一)一般护理

(1)执行内科一般护理常规。

（2）卧位与休息：急性期应绝对卧床休息（一般2～3周），直至肉眼血尿消失、水肿消退，以及血压恢复正常方可逐步增加活动量；病情稳定者可从事一些轻体力活动，避免重体力活动及劳累。避免受寒受湿，以免寒冷引起肾小动脉痉挛，加重肾脏缺血。

（二）饮食护理

1.低盐饮食

发病初期，饮食控制非常重要，原则上给予低盐饮食并控制进水量。每天＜3 g，尤其是有水肿及高血压时。血压很高且水肿严重者应给予无盐饮食，每天入液量限制在1 000 mL以内。尿闭者按急性肾衰竭处理。无水肿、高血压者及肾功能正常者不必限制钠盐的摄入。

2.蛋白质

肾功能正常者蛋白质入量正常，每天每千克体重1～1.2 g；肾功能减退者应限制蛋白摄入，按蛋白质0.6 g/(kg·d)计算。同时要给予优质低蛋白，低蛋白饮食时，应适当增加碳水化合物的摄入；氮质血症时限制蛋白质摄入，必要时静脉补充氨基酸；透析患者不限制蛋白摄入。

3.维生素及微量元素

保证足够的维生素及微量元素的摄入，多食各种水果及蔬菜。

4.限制钾的摄入

少尿期患者，即每天尿量＜500 mL者应限制高钾食物的摄入，如香蕉、橘子、绿叶蔬菜等。

5.限制磷的摄入

慢性肾小球肾炎患者应控制磷的摄入，如含磷高的动物内脏及各类坚果等。

（三）用药护理

1.利尿剂、降压药及抗菌药物

肾性水肿常用的利尿剂为襻利尿剂，包括呋塞米和布美他尼，疗效不明显者加用保钾利尿剂，以螺内酯为宜。但是保钾利尿剂长期使用可引起高血钾。所以长期使用螺内酯的患者应密切观察患者是否有心律失常、四肢及口周麻木、极度疲乏、肌肉酸疼、四肢苍白湿冷、恶心呕吐和腹痛等高血钾的临床表现。

利尿剂的使用宜短期或间歇用药。过度利尿可造成血容量不足和长期用药对肾脏的毒副作用，以及加重水、电解质紊乱和酸碱平衡失调。

要密切观察药物的疗效及可能出现的不良反应，如襻利尿剂使用后大量排尿易出现低钾不良反应。

2.降压药

轻度高血压一般可加强水、盐控制及利尿。对于血压过高者目前都主张用血管紧张素转换酶抑制剂如卡托普利、依那普利和贝那普利,若未能控制可加用氨氯地平(络活喜);还有血管紧张素Ⅱ受体拮抗剂氯沙坦和缬沙坦。它们既可以降低全身高血压,又可以降低肾小球高血压,可改善或延缓多种病因引起的轻中度肾功能不全的进程。使用降压药过程中应密切观察是否出现皮疹、瘙痒、疲乏、眩晕,或者剧烈咳嗽、味觉异常及出现高血钾的不良反应。α受体阻滞剂类降压药代表药物有酚妥拉明、酚苄明、哌唑嗪、特拉唑嗪,还有一种进口药为育亨宾。主要的不良反应是直立性低血压,所以使用此类降压药在给患者变换体位时动作要慢,预防直立性低血压的出现。

3.抗生素

遵医嘱应用无肾毒性的抗生素,防治感染,严格无菌操作,限制探视人员。

4.糖皮质激素和免疫抑制剂

原发性肾小球肾病、急进性肾炎早期和部分慢性肾小球肾炎患者,常需糖皮质激素和(或)免疫抑制剂的治疗。

(四)病情观察

(1)严密监测24小时尿量,便于评估患者是否处于少尿期、多尿期或恢复期。每天准确记录液体出入量,尿量在水肿时减少,一天尿量在400~700 mL,持续1~2周后逐渐增加。

(2)密切观察水肿变化,70%~90%的患者有水肿,轻重不等。清晨起床时可见眼睑水肿,下肢及阴囊水肿较明显。每天需评估水肿消长情况,是否有胸腔积液、腹水、心包积液的表现。观察水肿的部位、程度、范围。

(3)观察血压变化,多为轻中度血压增高,见于70%~90%的患者。成人多在150~180/90~100 mmHg上下。经常有波动。多数在2周左右趋于正常。偶可见严重的高血压,舒张压很少超过120 mmHg,如血压持续升高且2周以上无下降趋势者表明肾脏病变严重,应及早治疗。

(4)监测血肌酐、尿素氮及内生肌酐清除率变化,如血肌酐、尿酸进行性升高提示病情恶化;同时监测血清电解质变化,重点关注有无高钾血症。

(5)密切观察全身表现:儿童常有发热,有时高达39 ℃,伴有畏寒,成人可感腰酸、腰痛,少数有尿频、尿急。患者可有疲乏、厌食、恶心、呕吐、嗜睡、头晕、视力模糊(与高血压程度及脑缺血、脑水肿有关)及鼻出血等。

(五)健康教育

1.休息与饮食

嘱患者加强休息,以延缓肾功能减退。避免受凉、潮湿,防止呼吸系统感染及泌尿系统感染,切忌劳累。向患者解释优质低蛋白、低磷、低盐、高热量、富含维生素饮食的重要性,指导患者根据自己的病情选择合适的食物和量。

2.避免加重肾脏损害的因素

向患者及家属讲解影响病情进展的因素,指导他们避免加重肾脏损害的因素。在急性肾小球肾炎起病后的第 2 周内可渐起或突然发生急性心力衰竭,起病缓急、轻重不一。少数严重患者可以急性肺水肿而突然起病,而急性肾小球肾炎的其他表现可能完全被掩盖。多发生于起病后不注意休息或治疗不当时。

3.指导预防感染

告知注意个人卫生,增强体质是预防感染的关键;还应避免预防接种、妊娠和应用肾毒性药物等,如卡那霉素、庆大霉素、链霉素、磺胺类及抗真菌药物,尤其是中药制剂等。

4.用药指导

介绍各类降压药的疗效、不良反应及使用注意事项。

5.自我病情监测与随访指导

教会正确测量体重和记录尿量的方法。本病一般经过休息和治疗,预后良好。

第二节　急进性肾小球肾炎

急进性肾小球肾炎又名新月体肾炎,是指以少尿或无尿、蛋白尿、血尿,伴或不伴水肿及高血压等为基础临床表现,肾功能骤然恶化而致肾衰竭的一组临床综合征。病理改变特征为肾小囊内细胞增生、纤维蛋白沉积。

一、病因

本病有多种病因。一般将有肾外表现者或明确原发病者称为继发性急进性肾小球肾炎,病因不明者则称为原发性急进性肾小球肾炎。

继发性急进性肾小球肾炎继发于过敏性紫癜、系统性红斑狼疮、弥漫性血管炎等,偶有继发于某些原发性肾小球疾病,如系膜毛细血管性肾炎及膜性肾病。

原发性急进性肾小球肾炎半数以上患者有上呼吸道前驱感染史,其中少数呈典型链球菌感染,其他一些患者呈病毒性呼吸道感染,本病患者有柯萨奇病毒 B_5 感染的血清学证据,但流感及其他常见呼吸道病毒的血清滴度无明显上升,故本病与病毒感染的关系,尚待进一步观察。

此外,少数急进性肾小球肾炎患者有结核杆菌抗原致敏史。

二、临床表现

急进性肾小球肾炎患者可见于任何年龄,但有青年和中年、老年 3 个发病高峰,男女比例为 2：1。该病可呈急性起病,多数患者在发热或上呼吸道感染后出现急性肾炎综合征表现,即水肿、少尿、血尿、蛋白尿、高血压等。

发病时患者全身症状较重,如疲乏、无力、精神萎靡、体重下降,可伴发热、腹痛。病情发展很快,起病数天内即出现少尿及进行性肾衰竭。部分患者起病相对隐袭缓慢,病情逐步加重。

三、辅助检查

(一)尿液实验室检查

常见血尿、异形红细胞尿和红细胞管型尿,常伴蛋白尿;尿蛋白量不等,可像肾病综合征那样排出大量的蛋白尿,但明显的肾病综合征表现不多见。

(二)其他

可溶性人肾小球基底膜抗原的酶联免疫吸附法检查抗肾小球基底膜抗体,最常见的类型是 IgG 型。

四、治疗

(一)强化疗法

急进性肾小球肾炎患者病情危重时必须采用强化治疗,包括如下措施。

1.强化血浆置换疗法

强化血浆置换疗法是用膜血浆滤器或离心式血浆细胞分离器分离患者的血浆和血细胞,然后用正常人的血浆或血浆成分对其进行置换,每天或隔天置换 1 次,每次置换 2～4 L。此法清除致病抗体及循环免疫复合物的疗效肯定,已被临床广泛应用。

2.甲泼尼龙冲击治疗

主要应用于Ⅱ型及Ⅲ型急进性肾小球肾炎的治疗。甲泼尼龙,静脉滴注,每天或隔天 1 次,3 次为 1 个疗程,据病情需要应用 1～3 个疗程,2 个疗程需间隔 3～7 天。

3.大剂量丙种球蛋白静脉滴注

当急进性肾小球肾炎合并感染等因素不能进行上述强化治疗时,可应用此方法治疗:丙种球蛋白,静脉滴注,5 次为 1 个疗程,必要时可应用数个疗程。

(二)基础治疗

应用各种强化治疗时,一般都要同时服用常规剂量的激素及细胞毒药物作为基础治疗,抑制免疫及炎症反应。

1.肾上腺皮质激素

常用泼尼松口服,用药应遵循如下原则:起始量要足,不过最大剂量常不超过 60 mg/d,减药、撤药要慢,维持用药要久。

2.细胞毒药物

常用环磷酰胺,每天口服 100 mg 或隔天静脉注射 200 mg,累积量达 6～8 g 停药。而后可以再用硫唑嘌呤 100 mg/d 继续治疗 6～12 个月巩固疗效。

3.其他免疫抑制药

近年来问世的麦考酚吗酸酯抑制免疫疗效肯定,而不良反应较细胞毒药物轻,已被广泛应用于肾病治疗,包括Ⅱ型及Ⅲ型急进性肾小球肾炎。

(三)替代治疗

如果患者肾功能急剧恶化,达到透析指征时,应尽早进行透析治疗(包括血液透析或腹膜透析)。如疾病已进入不可逆性终末期肾衰竭,则应予长期维持透析治疗或肾移植。

五、护理诊断

(一)潜在并发症

急性肾衰竭。

(二)体液过多

体液过多与肾小球滤过功能下降、大剂量激素治疗导致水、钠潴留有关。

(三)有感染的危险

有感染的危险与激素及细胞毒药物的应用、血浆置换、大量蛋白尿致机体抵抗力下降有关。

(四)焦虑/恐惧

焦虑/恐惧与疾病进展快、预后差有关。

(五)有皮肤完整性受损的危险

有皮肤完整性受损的危险与皮肤水肿有关。

(六)知识缺乏

缺乏急进性肾小球肾炎相关知识。

(七)自理缺陷

自理缺陷与疾病所致贫血、水肿和心力衰竭等有关。

(八)电解质紊乱

电解质紊乱与使用利尿剂有关。

六、护理目标

(1)保护残余肾功能,纠正肾血流量减少的各种因素,防治急性肾衰竭。

(2)维持体液平衡,水肿消失,血压恢复正常。

(3)预防感染。

(4)患者焦虑/恐惧减轻,配合治疗护理,树立战胜疾病的信心。

(5)保持皮肤完整性,无破溃、受损。

(6)患者了解急进性肾小球肾炎相关知识,了解相关预防和康复知识,自我照顾和管理能力提高。

(7)生活自理能力恢复。

七、护理措施

(一)病情观察

(1)密切观察病情,及时识别急性肾衰竭的发生。监测内生肌酐清除率、血尿素氮、血肌酐水平。若内生肌酐清除率快速下降,血尿素氮、血肌酐进行性升高,提示有急性肾衰竭发生,应协助医师及时处理。

(2)监测尿量的变化,注意尿量迅速减少或出现无尿的现象,此现象往往提示急性肾衰竭。

(3)监测血电解质及 pH 的变化,特别是血钾情况,避免高血钾可能导致的心律失常,甚至心搏骤停。

(4)观察有无食欲明显减退、恶心、呕吐、呼吸困难及端坐呼吸等症状的发生,及时进行护理干预。

(5)定期测量患者体重,观察体重变化和水肿的部位、分布、程度和消长情况,注意有无腹水及胸腔积液、心包积液的表现;观察皮肤有无红肿、破损、化脓等情况发生。

(二)用药护理

(1)按医嘱严格用药,密切观察药物在使用过程中的疗效与不良反应。

(2)治疗后都需认真评估有无甲泼尼龙冲击治疗常见的不良反应,如继发感染、水和钠潴留、精神兴奋及可逆性记忆障碍、面红、血糖升高、骨质疏松、伤口不愈合、消化道出血或穿孔、严重高血压或充血性心力衰竭等。

(3)大剂量激素冲击治疗可有效抑制机体的防御能力,必要时实施保护性隔离,预防继发感染。

(4)观察利尿剂、环磷酰胺冲击治疗的相关不良反应,如血清电解质变化情况及相应的临床症状。

(三)避免不利因素

避免导致血容量下降的不利因素(低蛋白血症、脱水、低血压等)。

(四)预防感染

避免使用损害肾脏的药物同时积极预防感染。

(五)皮肤护理

(1)水肿较严重的患者应着宽松、柔软的棉质衣裤、鞋袜。协助患者做好全身皮肤黏膜的清洁,指导患者注意保护好水肿的皮肤,如清洗时注意水温适当、勿过分用力;平时避免擦伤、撞伤、跌伤、烫伤。阴囊水肿等严重的皮肤水肿部位可用中药芒硝粉袋干敷或硫酸镁溶液敷于局部。水肿部位皮肤破溃应用无菌敷料覆盖,必要时可使用稀释成 1∶5 的碘伏溶液局部湿敷,以预防或治疗破溃处感染,促进创面愈合。

(2)注射时严格无菌操作,采用 5~6 号针头,保证药物准确及时的输入,注射完拔针后,应延长用无菌干棉球按压穿刺部位的时间,减少药液渗出。严重水肿者尽量避免肌内注射和皮下注射,尽力保证患者皮肤的完整性。

(六)心理护理

由于病情重,疾病进展快,患者出现恐惧、焦虑、烦躁、抑郁等心理。护士应加强沟通、充分理解患者的感受和心理压力,并鼓励家属,共同努力疏导患者的心理压力。护士尽量多关心、巡视,及时解决患者的合理需要,让其体会到关心和温暖。护士应鼓励患者说出对患病的担忧,给其讲解疾病过程、合理饮食和治疗方案,以消除疑虑,提高治疗信心。

第三节　间质性肾炎

间质性肾炎是由各种原因引起的肾小管间质性急慢性损害的临床病理综合征。临床常分为急性间质性肾炎、慢性间质性肾炎。急性间质性肾炎以多种原因导致短时间内发生肾间质炎性细胞浸润、间质水肿、肾小管不同程度受损伴肾功能不全为特点,临床表现可轻可重,大多数病例均有明确的病因,去除病因、及时治疗,疾病可痊愈或使病情得到不同程度的逆转。慢性间质性肾炎病理表现以肾间质纤维化、间质单个核细胞浸润和肾小管萎缩为主要特征。

一、病因

(一)感染

致病感染可有细菌、真菌及病毒等致病微生物感染,包括金黄色葡萄球菌败血症、重症链球菌感染、白喉、猩红热、支原体肺炎、梅毒、布氏杆菌病、军团菌病、乙肝病毒抗原血症、巨细胞病毒感染、伤寒、麻疹、肾盂肾炎等。

(二)系统性疾病、血液系统疾病

系统性疾病如系统性红斑狼疮、干燥综合征、结节病、原发性冷球蛋白血症。血液系统疾病如多发性骨髓瘤、阵发性血红蛋白尿、淋巴增生性疾病、镰状细胞病等。

(三)药物致病

可能与环孢素、氨基糖苷类抗生素、两性霉素 B、止痛剂、非甾体抗炎药,顺铂等药物的长期应用相关。

(四)重金属盐

可能与如镉、锂、铝、金、铍等长期接触有关。

(五)化学毒物或生物毒素

如四氯化碳、四氯乙烯、甲醇、乙二醇、煤酚、亚硝基脲或蛇毒、鱼胆毒、蜂毒、蕈毒等中毒史。

(六)代谢疾病

如胱氨酸病、低钾肾病、尿酸性肾病、糖尿病肾病及淀粉样肾病史。

二、临床表现

一般有多尿、烦渴、恶心、夜尿、肉眼血尿、肌无力、软瘫、关节痛等表现。

(一)急性间质性肾炎

急性间质性肾炎因其病因不同,临床表现各异,无特异性。主要突出表现为少尿性或非少尿性急性肾功能不全,可伴有疲乏无力、发热及关节痛等非特异性表现。肾小管功能损失可出现低比重及低渗透压尿,肾小管性蛋白尿及水、电解质和酸碱平衡紊乱。

(二)慢性间质性肾炎

慢性间质性肾炎常为隐匿、慢性或急性起病,因肾间质慢性炎症改变,主要为纤维化组织增生,肾小管萎缩,故常有其相同的临床表现。

三、辅助检查

(一)尿液检查

一般为少量小分子蛋白尿,尿蛋白定量多在 0.5～1.5 g/24 h,极少＞2.0 g/24 h;尿沉渣检查可有镜下血尿、白细胞及管型尿,偶可见嗜酸性粒细胞。肾小管功能异常根据累及小管的部位及程度不同而表现不同,可有肾性糖尿、肾小管酸中毒、低渗尿、范可尼综合征等。

(二)血液检查

部分患者可有低钾血症、低钠血症、低磷血症和高氯性代谢性酸中毒等表现。血尿酸常正常或轻度升高。慢性间质性肾炎贫血发生率高且程度较重,常为正细胞正色素性贫血。急性间质性肾炎患者外周血嗜酸性粒细胞比例升高,可伴 IgE 升高,特发性间质性肾炎可有贫血、嗜酸性粒细胞增多、血沉增快、球蛋白升高。

(三)影像学检查

急性间质性肾炎 B 超可显示肾脏呈正常大小或体积增大,皮质回声增强。慢性间质性肾炎 B 超、放射性核素、CT 等影像学检查通常显示双肾缩小、肾脏轮廓不光整。影像学检查还有助于判断某些特殊病因,如尿路梗阻、膀胱输尿管反流、肾脏囊性疾病等。静脉尿路造影可显示止痛剂肾病特征性的肾乳头坏死征象。由于造影剂具有肾小管毒性,因此,在肾小管损伤时应慎用。

(四)肾活检病理

病理检查对确诊有重要意义。除感染相关性急性间质性肾炎外,其他类型均应积极行肾穿刺,以区别肾间质浸润细胞的类型及纤维化程度,从而有助于治疗方案的制定及预后的判断。

四、诊断

感染或药物应用史、临床表现、一些实验室及影像学检查有助于诊断,但肾脏病理仍然是诊断间质性肾炎的金标准。

临床上出现不明原因的急性肾功能不全时要考虑急性间质性肾炎的可能。具有下列临床特征者应考虑慢性间质性肾炎。

(1)存在导致慢性间质性肾炎的诱因,如长期服用止痛剂、慢性尿路梗阻等,或有慢性间质性肾炎家族史。

(2)临床表现有小管功能障碍,如烦渴、多尿、夜尿增多、肾小管性酸中毒等,或肾功能不全但无高血压、无高尿酸血症等。

(3)尿液检查表现为严重小管功能受损。少量小分子蛋白尿(<2.0 g/24 h)、尿视黄醇结合蛋白、溶菌酶、尿 β_2 微球蛋白、N-乙酰-β-D-葡萄糖苷酶升高,可有糖尿、氨基酸尿。

慢性间质性肾炎还须根据病史和临床病理特征进一步明确病因。

五、治疗

(一)一般治疗

去除病因,控制感染,及时停用致敏药物,处理原发病是间质性肾炎治疗的第一步。

(二)对症支持治疗

纠正肾性贫血、电解质、酸碱及容量失衡,血肌酐明显升高或合并高血钾、心力衰竭、肺水肿等有血液净化指征者,应及时行血液净化治疗,急性间质性肾炎可选用连续性血液净化治疗。进入尿毒症期者,如条件允许,可行肾移植治疗。

(1)冬虫夏草:有促进肾小管上皮细胞的生长、提高细胞膜的稳定性、增强肾小管上皮细胞耐受缺氧等作用,对小管间质性肾炎有一定治疗作用。

(2)免疫抑制剂:自身免疫性疾病、药物变应反应等免疫因素介导的间质性肾炎,可给予激素及免疫抑制剂治疗。

六、护理措施

(一)一般护理措施

(1)卧床休息,限制活动量。

(2)鼓励患者多饮水或饮料。

(3)给予清淡和易消化的高热量、高蛋白流质或半流质饮食。

(4)出汗后要及时更换衣被,注意保暖。

(5)协助口腔护理,鼓励多漱口。口唇干燥者可涂护唇油。

(6)体温超过 38.5 ℃时给予物理降温,慎用药物降理,因为退热制剂易致敏而加重病情,物理降温后 30 分钟测量体温,并记录于体温单上。

(7)指导患者识别并及时报告体温异常的早期表现和体征。

(二)自理方面的护理

患者自理方面的缺陷一般与发热和水、电解质紊乱有关。要使患者生活自理能力提高,需要做的护理措施如下。

(1)落实晨、晚间护理,协助患者洗脸、梳头、洗脚、就餐、大小便及个人卫生的处理。

(2)鼓励患者生活自理,将传呼器置于患者伸手可及的位置。

(3)呼吸困难者,取半坐卧位,给氧。

(4)吞咽能力下降者应预防呛咳。

(5)患者外出时要有专人护送,防止发生意外。

(6)监测血电解质变化,做好间质性肾炎护理工作,可提高患者生活质量。

(三)饮食调理

饮食有禁有补,对于间质性肾炎患者而言,是非常重要的,尤其是对间质性肾炎治疗的辅助使其成为患者必须引起重视的一个方面。

(1)间质性肾炎应该多漱口,口唇干燥者可涂护唇油。

(2)指导间质性肾炎患者识别并及时报告体温异常的早期体征和表现。

(3)中老年人如果患有间质性肾炎常常会感到双腿酸软、小便频繁、腰酸背胀、精神不振等,一般是因为肾脏发生了病变。应选用红豆、玉米食用,对肾病有好处,但胡椒、花椒、浓茶、浓咖啡等刺激性食物应该禁用。

(4)肾病患者必须要忌盐。尿量少或水肿时,除服药外,可选用一些具有利水作用的食物,如冬瓜止渴、利小便、主治小腹水涨;冬瓜皮煎汤代茶有利水消肿的作用;丝瓜有利尿消肿、凉血解毒的作用。

(5)间质性肾炎患者应该多喝水,并且在饮食方面要给予易消化且含有高热量、高蛋白、清淡的半流质食物。出汗后要更注意保暖,及时的更换衣被。口唇干燥者可涂护唇油。体温超过 38.5 ℃时应该给予物理降温,慎用药物降温,因为退热制剂易致敏而加重病情物理降温后半个小时后应该测量体温,并记录。

第四节　IgA　肾　病

IgA 肾病是最常见的一种原发性肾小球疾病,是指肾小球系膜区以 IgA 或 IgA 沉积为主,伴或不伴有其他免疫球蛋白在肾小球系膜区沉积的原发性肾小球病。病变类型包括局灶节段性病变、毛细血管内增生性病变、系膜增生性病变、新月体病变及硬化性病变等。其临床表现为反复发作性肉眼血尿或镜下血尿,可伴有不同程度蛋白尿,部分患者可以出现严重高血压或者肾功能不全。

一、病因

病因不明,原发性 IgA 肾病,由肾脏本身疾病引起。继发性 IgA 肾病由肾脏以外的疾病引起,如紫癜性肾炎、人类免疫缺陷病毒感染、血清阴性脊柱关节炎、肿瘤、麻风病、肝脏疾病、家族性 IgA 肾病等。

二、临床表现

多在上呼吸道感染 1～3 天后出现易反复发作的肉眼血尿,持续数小时至数天后可转为镜下血尿,可伴有腹痛、腰痛、肌肉痛或低热,部分患者在体检时发现尿异常,为无症状性蛋白尿和(或)镜下血尿,少数患者有持续性肉眼血尿和不同程度蛋白尿,可伴有水肿和高血压。

三、检查

(一)免疫学检查

50%的患者血清 IgA 水平升高。37%～75%患者测到含有 IgA 的特异性循环免疫复合物。

(二)尿液检查

蛋白尿定量和分型对 IgA 肾病病情判断、估计预后很重要。蛋白尿<1 g/24 h 者常以轻微及病灶性系膜增生为主。中重度蛋白尿多为弥漫性系膜增生,常伴新月体及肾小球硬化。血尿:尿红细胞形态呈多形性,提示血尿来源是肾小球源性。

(三)肾功能检查

血肌酐上升到 1.5 mg/dL(132.6 μmol/L)多为病情进展。肾小球滤过率<20 mL/min 时,病理改变属Ⅲ级以上。

四、诊断

IgA 肾病的诊断必须要有肾活检病理,必须要有免疫荧光或免疫组化的结果支持。其诊断特点是光镜下常见弥漫性系膜增生或局灶节段增生性肾小球肾炎;免疫荧光可见系膜区 IgA 或以 IgA 为主的免疫复合物沉积,这是 IgA 肾病的诊断标志。

五、治疗

本病无特殊治疗方法,临床根据患者不同表现及病程,采用不同措施,目的是保护肾功能,减慢病情进展。按照临床分型治疗 IgA 肾病如下。

(一)孤立性镜下血尿型

无须特殊治疗,定期随访。

(二)反复发作肉眼血尿型

病灶清除如扁桃体切除,可根据蛋白尿的多少使用三联疗法。

(三)尿检异常型

使用三联疗法。

(四)血管炎型

1.麦考酚酸酯治疗方案

甲泼尼龙静脉滴注冲击治疗 3 天,继以泼尼松 0.6 mg/(kg·d),每 2 周减少 5 mg/d 至 10 mg/d,以后维持此剂量。麦考酚酸酯以 0.5 g,每天 2 次开始给药,依据血药浓度增加至 1.5~2.0 g/d,连续使用 6 个月,以每天 0.75~1 g 剂量维持,总疗程 2 年。

2.环磷酰胺治疗方案

环磷酰胺冲击疗法,每月 1 次,共 6 个月,以后每 3 个月 1 次。总剂量<8 g。

环磷酰胺治疗结束后用硫唑嘌呤维持,总疗程 2 年。

3.大量蛋白尿型

泼尼松正规治疗。

4.大量蛋白尿型

低蛋白饮食,使用雷公藤多苷、大黄素、血管紧张素转化酶抑制剂/血管紧张素Ⅱ受体阻滞剂治疗。

5.高血压型

选择使用血管紧张素转化酶抑制剂/血管紧张素Ⅱ受体阻滞剂、钙通道阻滞剂、利尿剂种类的降压药,蛋白尿>1.5 g/24 h 的病例可合用雷公藤多苷片。

六、护理评估

(1)水肿:患者眼睑及双下肢水肿。

(2)血尿:肉眼血尿或镜下血尿。

(3)蛋白尿:泡沫尿、尿蛋白。

(4)上呼吸道感染:扁桃体炎、咽炎等。

(5)高血压。

七、护理措施

(一)病情观察

(1)意识状态、呼吸频率、心率、血压、体温。

(2)肾穿刺术后观察患者的尿色、尿量,有无腰痛、腹痛,有无出血。

(3)自理能力和需要,有无担忧、焦虑、自卑异常心理。

(4)观察患者水肿变化:详细记录 24 小时出入量,每天记录腹围、体重,每周送检尿常规 2～3 次。

(5)严重水肿和高血压时需卧床休息,一般无须严格限制活动;根据病情适当安排文娱活动,使患者精神愉快。

(二)症状护理

(1)监测生命体征、血压及用药反应。注意观察有无出血及感染现象。

(2)观察疼痛的性质、部位、强度、持续时间等,解释疼痛的原因。协助患者变换体位以减轻疼痛。让患者听音乐,与人交谈来分散注意力以减轻疼痛。遵医嘱给予镇痛药并观察疗效及不良反应。

(3)长时间卧床休息时注意皮肤的护理,预防压疮的出现,肾穿刺后 4～6 小时,在医师允许的情况下可翻身侧卧。

(4)观察尿色,如有血尿,立即告知医师,遵医嘱给予止血药物。

(5)观察患者排尿情况,对床上排尿困难的患者先给予诱导排尿,如仍排不出,可给予导尿。

(三)一般护理

(1)患者要注意休息:卧床休息可以松弛肌肉有利于疾病的康复。剧烈活动可见血尿,因刚烈活动时,肾脏血管收缩,导致肾血流量减少,氧供应暂时不足,导致肾小球毛细血管的通透性增加,从而引起血尿,使原有血尿加重。

(2)每天监测血压:密切观察血压、水肿、尿量变化,一旦血压上升和尿量减少时,应警惕慢性肾衰竭。

(3)观察疼痛的性质、部位、强度及持续时间等。疼痛严重时可局部热敷或理疗。

(4)加强锻炼:锻炼身体,增强体质,预防感冒。积极预防感染和疮、疖等皮肤疾病。

(5)注意扁桃体的变化:急性扁桃体炎能诱发血尿的发作,扁桃体摘除后血尿明显减少、蛋白尿降低,血清中的 IgA 水平也降低。

(6)注意病情的变化:①观察水肿的程度、部位、皮肤情况;②观察水肿的伴随症状,如倦怠、乏力、高血压、食欲减退、恶心呕吐;③观察尿量、颜色、饮水量的变化,经常监测尿镜检或尿沉渣分析的指标。

(7)注意避免使用对肾脏有损害的药物。

第五节　糖尿病肾病

糖尿病肾病是糖尿病患者最重要的合并症之一。我国的发病率亦呈上升趋势,目前已成为终末期肾脏病的第二位原因,仅次于各种肾小球肾炎。

一、病因及发病机制

糖尿病肾病病因和发病机制不清。目前认为是多因素参与,在一定的遗传背景及部分危险因素的共同作用下致病。

(一)遗传因素

男性发生糖尿病肾病的比例较女性高;来自美国的研究发现,在相同的生活环境下,非洲及墨西哥裔较白人更易发生糖尿病肾病;同一种族中,某些家族易患糖尿病肾病,凡此种种均提示遗传因素存在。1 型糖尿病中 40%～50%发生微量清蛋白尿,2 型糖尿病在观察期间也仅有 20%～30%患者发生糖尿病肾病,均提示遗传因素可能起重要作用。

(二)肾脏血流动力学异常

糖尿病肾病早期就可观察到肾脏血流动力学异常,表现为肾小球高灌注和高滤过,肾血流量和肾小球滤过率升高,且增加蛋白摄入后升高的程度更显著。

(三)高血糖造成的代谢异常

血糖过高主要通过肾脏血流动力学改变及代谢异常引致肾脏损害,其中代谢异常导致肾脏损害的机制如下。

(1)肾组织局部糖代谢紊乱,可通过非酶糖基化形成糖基化终末代谢产物。

(2)多元醇通路的激活。

(3)二酰基甘油-蛋白激酶 c 途径的激活。

(4)己糖胺通路代谢异常。

上述代谢异常除参与早期高滤过,更为重要的是促进肾小球基底膜增厚和细胞外基质蓄积。

(四)高血压

几乎任何糖尿病肾病均伴有高血压,在 1 型糖尿病肾病高血压与微量清蛋白尿平行发生,而在 2 型糖尿病中则常在糖尿病肾病发生前出现。血压控制情况与糖尿病肾病发展密切相关。

(五)血管活性物质代谢异常

糖尿病肾病的发生、发展过程中可有多种血管活性物质的代谢异常。其中包括内皮素、前列腺素族和生长因子等代谢异常。

二、临床表现和疾病分期

糖尿病肾病是糖尿病全身微血管病性合并症之一,因此发生糖尿病肾病时也往往同时合并其他器官或系统的微血管病,如糖尿病视网膜病变和外周神经病变。1 型糖尿病患者发生糖尿病肾病多在起病 10～15 年,而 2 型糖尿病患者发生糖尿病肾病的时间则短,与年龄大、同时合并较多其他基础疾病有关。根据糖尿病肾病的病程和病理生理演变过程,建议把糖尿病肾病分为以下 5 期。

(一)肾小球高滤过和肾脏肥大期

这种初期改变与高血糖水平一致,血糖控制后可以得到部分缓解。本期没有病理组织学损伤。

(二)正常清蛋白尿期

肾小球滤过率高出正常水平。肾脏病理表现为肾小球基底膜增厚,系膜区基质增多,运动后尿清蛋白排出率升高($>20 \mu g/min$),休息后恢复正常。如果在这一期能控制好血糖,患者可以长期稳定处于该期。

(三)早期糖尿病肾病期

早期糖尿病肾病期又称"持续微量清蛋白尿期",肾小球滤过率开始下降到正常。肾脏病理出现肾小球结节样病变和小动脉玻璃样变。尿清蛋白排出率持续升高至 $20\sim200 \mu g/min$ 从而出现微量清蛋白尿。本期患者血压升高。经血管紧张素转化酶抑制剂/血管紧张素 II 受体阻滞剂治疗,可减少尿清蛋白排出,延缓肾脏病进展。

(四)临床糖尿病肾病期

病理上出现典型的 K-W 结节。持续性大量清蛋白尿(尿清蛋白排出率 $>200 \mu g/min$)或蛋白尿$>500 mg/d$,约 30% 患者可出现肾病综合征,肾小球滤过率持续下降。该期的特点是尿蛋白不随肾小球滤过率下降而减少。患者一旦进入 IV 期,病情往往进行性发展,如不积极加以控制,肾小球滤过率将平均每月下降 $1 mL/min$。

(五)终末期肾衰竭

肾小球滤过率$<10 mL/min$。尿蛋白量因肾小球硬化而减少。尿毒症症状明显,需要透析治疗。

以上分期主要基于 1 型糖尿病肾病,2 型糖尿病肾病则不明显。

蛋白尿与糖尿病肾病进展关系密切。微量清蛋白尿不仅表示肾小球滤过屏障障碍,同时还表示全身血管内皮功能障碍并发现其与心血管并发症密切相关。

糖尿病肾病的肾病综合征与一般原发性肾小球疾病相比,其水肿程度常更明显,同时常伴有严重高血压。由于本病肾小球内毛细血管跨膜压高,加之肾小球滤过膜蛋白屏障功能严重损害,因此部分终末期肾衰竭患者亦可有大量蛋白尿。

三、辅助检查

(一)尿糖定性

尿糖定性是筛选糖尿病的一种简易方法,但在糖尿病肾病可出现假阴性或假阳性,故测定血糖是诊断的主要依据。

(二)尿清蛋白排泄率

尿清蛋白排泄率是诊断早期糖尿病肾病的重要指标,正常值为 20～200 $\mu g/min$;当尿清蛋白排泄率持续＞200 $\mu g/min$ 或常规检查尿蛋白呈阳性(尿蛋白定量＞0.5 g/24 h)即诊断为糖尿病肾病。

(三)尿沉渣

较多白细胞提示尿路感染;有大量红细胞提示可能有其他原因所致的血尿。

(四)尿素氮、肌酐

糖尿病肾病晚期内生肌酐清除率下降和血尿素氮、肌酐增高。

(五)核素肾动态肾小球滤过率(肾小球滤过率)

肾小球滤过率增加;B超测量肾体积增大符合早期糖尿病肾病。在尿毒症时肾小球滤过率明显下降,但肾脏体积往往无明显缩小。

四、治疗

糖尿病肾病治疗依不同病期而异,临床上主要针对以下几个方面。

(一)控制血糖

糖基化血红蛋白应尽量控制在 7.0％以下。严格控制血糖可部分改善异常的肾血流动力学;至少在 1 型糖尿病可以延缓微量清蛋白尿的出现;减少已有微量清蛋白尿者转变为明显临床蛋白尿。

(二)控制血压

糖尿病肾病中高血压不仅常见,同时还是导致糖尿病肾病发生和发展的重要因素。降压药物首选血管紧张素转化酶抑制剂或血管紧张素 Ⅱ 受体阻滞剂。

该类药物具有改善肾内血流动力学,减少尿蛋白排出,抑制系膜细胞、成纤维细胞和巨噬细胞活性,改善滤过膜通透性等药理作用。即使在全身血压正常的情况下也可产生肾脏保护功能,且不依赖于降压后血流动力学的改善。

(三)饮食疗法

高蛋白饮食加重肾小球高灌注、高滤过,因此主张以优质蛋白为原则。蛋白质摄入应以高生物效价的动物蛋白为主,早期即应限制蛋白质摄入量 0.8 g/(kg·d),对已有大量蛋白尿和肾衰竭的患者可降低至 0.6 g/(kg·d)。中晚期肾功能损伤患者,宜补充 α-酮酸。另外,有人建议以鱼、鸡肉等部分代替红肉类,并加用多不饱和脂肪酸。此外,也不必过分限制植物蛋白如大豆蛋白的摄入。

(四)终末期肾脏病的替代治疗

进入终末期肾衰竭者可行肾脏替代治疗,但其预后较非糖尿病者为差。

糖尿病肾病患者本身的糖尿病并发症多见,尿毒症症状出现较早,应适当放宽肾脏替代治疗的指征。一般内生肌酐清除率降至 10～15 mL/min 或伴有明显胃肠道症状、高血压和心力衰竭不易控制者即可进入维持性透析。血液透析与腹膜透析的长期生存率相近,前者利于血糖控制、透析充分性较好,但动静脉内瘘难建立,透析过程中易发生心脑血管意外;后者常选用持续不卧床腹膜透析,其优点在于短期内利于保护残存肾功能,不必应用抗凝剂,故在已有心脑血管意外的患者也可施行,但以葡萄糖作为渗透溶质使患者的血糖水平难以控制。

(五)器官移植

对终末期糖尿病肾病的患者,肾移植是目前最有效的治疗方法。糖尿病肾病患者移植肾存活率仍比非糖尿病患者低 10%。单纯肾移植并不能防止糖尿病肾病的再次发生,也不能改善其他的糖尿病合并症。胰、肾双器官联合移植有可能使患者糖化血红蛋白和血肌酐水平恢复正常,并改善其他糖尿病合并症,因此患者的生活质量优于单纯肾移植者。

五、护理诊断

(一)营养失调

营养失调与糖代谢紊乱、蛋白丢失、低蛋白血症有关。

(二)活动无耐力

活动无耐力与贫血、水肿、血压高等因素有关。

(三)有感染的危险

有感染的危险与皮肤水肿,蛋白丢失致机体营养不良、透析等因素有关。

六、护理目标

(1)维持正常糖代谢,科学进食,营养状况逐步改善。

(2)活动耐力增加,能自理日常生活。

（3）无感染发生或发生感染时被及时发现和处理。

七、护理措施

（一）营养失调：低于机体需要量

1.饮食护理

合理的饮食有利于减轻肾脏负担,控制高血糖和减轻低血糖。护士应向患者及家属介绍饮食治疗的目的和必要性,并制订详细的饮食方案,取得积极配合和落实。

（1）蛋白质的摄入:限制蛋白饮食可减少尿蛋白,对于蛋白尿基线水平较高者尤其明显。对肾小球滤过率已下降的患者,蛋白质摄入应给予 0.6 g/(kg·d),并适当配合必需氨基酸治疗。若患者合并蛋白尿,应根据尿蛋白丢失量适当增加蛋白质的摄入量;若患者开始透析治疗,应进食透析饮食,按要求增加蛋白量。

（2）脂肪的摄入:应以富含多聚不饱和脂肪酸的食物为主,如植物油及鱼油,脂肪的摄入约占总热量的 30%。

（3）热量的摄入:患者每天的饮食中总热量基本与非糖尿病肾病患者相似,除非是肥胖患者,一般患者应保证每天 125.5～146.4 kJ/kg 的热量,防止营养不良。其中蛋白质占总热量的 15%～20%,脂肪占总热量的 20%～30%,糖类及其他物质占总热量的 55%～60%。

（4）限制盐的摄入:高盐饮食与蛋白尿加重相关,控制饮食中盐摄入量,可改善蛋白尿。低盐饮食降低蛋白尿与血压降低及肾脏血流动力学改善有关。对于服用血管紧张素转化酶抑制剂、血管紧张素Ⅱ受体阻滞剂等药物的患者,低盐饮食可增加这些药物的降尿蛋白作用,还具有独立于降压作用以外的降蛋白作用。盐应少于 6 g/d,出现肾功能不全时应降至 2 g/d。同时注意补充 B 族维生素、维生素 C、维生素 A 等,选用含 B 族维生素的食品,如豌豆、生花生仁、干酵母等。患高钾血症的患者还要避免摄入含钾高的食物,限制含磷丰富的食物,禁烟、戒酒,保持大便通畅。

2.活动指导

适当的有氧运动可有利于控制体重,改善血糖和血脂代谢紊乱,减轻患者的心理压力,提高患者的自信心和舒适感。

3.用药护理

指导患者或家属掌握所服用降糖、降压药物的作用、不良反应及注意事项等,注射胰岛素的患者必须按时进食,以免发生低血糖。注意监测血糖、血压动态变化及有无身体不适等状况。出院后按要求定期进行门诊复诊。

(二)活动无耐力

(1)评价患者日常活动耐受状况:患者有无心悸、头晕,活动后有无乏力、心累、胸痛、血压升高等状况。

(2)制订规律健康的生活方式,保证休息,避免劳累。对病情较重、有心力衰竭等情况,应绝对卧床休息,保证环境安静,并做好患者的生活护理,特别是水肿患者的皮肤护理。

(3)详细记录 24 小时液体出入量,指导患者限制液体摄入量,控制水的入量 <1 500 mL/d。记录白天与夜间尿量,定期测量体重及腹围,为治疗提供信息和依据。

(4)用药护理:遵医嘱用药,做好用药前的知识宣教,注射胰岛素的患者必须按时进食,以免发生低血糖。加强用药后的观察,出现不良反应时及时请示医师并及时处理。

(三)有感染的危险

应积极采取各项措施预防感染的发生。

(1)加强患者的营养监测,保证科学合理的饮食供给。

(2)加强皮肤护理,指导患者穿棉质宽松的衣物和宽松的鞋子,积极防范糖尿病足的发生,特别做好水肿部位皮肤的保护,以及口腔和会阴部位皮肤、黏膜的清洁卫生。

(3)尽量不用热水袋取暖,气温低需要用时,嘱患者要特别小心,避免烫伤。

(4)避免去人多的公共场所,住院期间要保证病室空气清新,定时开窗通风,指导有效的呼吸和咳嗽。

第五章　血液内科疾病护理

第一节　白　血　病

白血病是一类造血干细胞的恶性克隆性疾病,因白血病细胞自我更新能力增强、增生失控、分化障碍、凋亡受阻而停滞在细胞发育的不同阶段。在骨髓和其他造血组织中,白血病细胞大量增生积聚,使正常造血受抑制并浸润其他器官和组织。根据白血病细胞的成熟程度和自然病程,将白血病分为急性和慢性两大类。在恶性肿瘤所致的病死率中,白血病居第 6 位(男性)和第 8 位(女性),但在儿童及 35 岁以下成人中则居第 1 位。可能与病毒感染、自身免疫功能异常、X 线放射、苯及其衍生物、遗传因素等有关。

一、急性白血病

急性白血病(acute leukemia,AL)是造血干细胞的恶性克隆性疾病,发病时骨髓中异常的原始细胞及幼稚细胞大量增生并抑制正常造血,广泛浸润肝、脾、淋巴结等各种脏器。国际上常用 FAB 分类法将 AL 分为急性淋巴细胞白血病(acute lymphoblastic leukemia,ALL)和急性髓系白血病(acute myeloid leukemia,AML)。ALL 又分为 3 个亚型,包括 L1 型、L2 型和 L3 型。AML 又分为 8 个亚型,包括急性髓细胞白血病微分化型(M0)、急性粒细胞白血病未分化型(M1)、急性粒细胞白血病部分分化型(M2)、急性早幼粒细胞白血病(M3)、急性粒-单核细胞白血病(M4)、急性单核细胞白血病(M5)、急性红白血病(M6)和急性巨核细胞白血病(M7)。

(一)临床表现

AL 起病急缓不一。急性发作者可以表现为突然高热,也可以是严重出血。

缓慢发作者常脸色苍白、皮肤紫癜、月经过多或拔牙后出血难止而在就医时被发现。

1.贫血

贫血常为首发症状,呈进行性加重,半数患者就诊时已为重度贫血。

2.发热

白血病本身能引起发热,但大多数由继发感染所致,主要表现为持续低热或高热甚至超高热,可伴畏寒、出汗等。感染可发生在各个部位,以口腔炎、牙龈炎、咽峡炎最常见。长期应用抗生素者,可出现真菌感染。

3.出血

出血可发生在全身各部位,以皮肤瘀点、瘀斑、鼻出血、牙龈出血、月经过多为多见。眼底出血可致视力障碍,严重者发生颅内出血而导致死亡,急性早幼粒细胞白血病易并发弥散性血管内凝血而出现全身广泛性出血。

4.器官和组织浸润的表现

淋巴结肿大和肝、脾大;胸骨下端局部压痛;部分 AML 可伴绿色瘤;牙龈增生、肿胀;皮肤出现蓝灰色斑丘疹;可引起中枢神经系统白血病;睾丸出现无痛性肿大,多为一侧性;肺、心、消化道、泌尿生殖系统等均可受累。

(二)辅助检查

1.血常规检查

大多数患者白细胞计数增多,也有部分白细胞计数正常或减少,有不同程度的正细胞性贫血,约 50% 的患者血小板计数 $< 60 \times 10^9 / L$,晚期血小板计数极度减少。

2.骨髓象检查

骨髓象检查是诊断 AL 的主要依据和必做检查。多数患者的骨髓象检查示增生明显活跃或极度活跃,以有关系列的原始细胞、幼稚细胞为主,若原始细胞占全部骨髓有核细胞的 30% 以上,则可作出 AL 的诊断。

3.细胞化学检查

主要用于 ALL 与 AML 的诊断与鉴别诊断。

4.免疫学检查

通过针对白血病细胞表达的特异性抗原的检测,分析细胞所属系列、分化程度和功能状态,以区分 ALL 与 AML 及其各自的亚型。

5.染色体和基因改变

AL 常伴有特异的染色体和基因改变,并与疾病的发生、发展、诊断、治疗与预后关系密切。

6.血液生化检查

血清尿酸浓度升高,患者并发 DIC 时出现凝血异常,血清乳酸脱氢酶可升高。

(三)治疗

治疗原则是根据患者的细胞形态学、免疫学、细胞遗传学和分子遗传学分型结果及临床特点进行预后危险分层,按照患者意愿、经济能力,选择并设计最完整、系统的治疗方案。

1.对症支持治疗

(1)紧急处理高白细胞血症:一旦出现高白细胞血症($>100 \times 10^9$/L)可使用血细胞分离机,单采清除过高的白细胞,同时给予化疗和水化。应预防高尿酸血症、酸中毒、电解质平衡紊乱和凝血异常等并发症。

(2)防治感染:发热时应及时查明感染部位及查找病原菌,使用有效抗生素。应用粒细胞集落刺激因子(G-CSF)可缩短粒细胞缺乏期。

(3)成分输血支持:严重贫血可吸氧,输浓缩红细胞,维持 Hb>80 g/L,但患有白细胞淤滞症时不宜立即输红细胞。血小板低者可输单采血小板悬液。

(4)防治高尿酸血症肾病:鼓励患者多饮水,最好 24 小时持续静脉补液,使每小时尿量>150 mL 并保持碱性尿,在化疗同时给予别嘌醇以抑制尿酸合成。当患者出现少尿和无尿时,应按急性肾衰竭处理。

2.抗白血病治疗

AL 治疗分为两个阶段,即诱导缓解和缓解后治疗。诱导缓解主要通过联合化疗,使患者迅速获得完全缓解:白血病的症状和体征消失,白细胞分类中无白血病细胞,骨髓象中相关系列的原始细胞与幼稚细胞之和≤5%。缓解后治疗主要方法为化疗和造血干细胞移植,诱导缓解获得完全缓解后,体内仍有残留的白血病细胞,称为微小残留病灶,必须进一步降低微小残留病灶,以防止复发、争取长期无病生存甚至治愈(无病生存持续 10 年以上)。常用化疗药物及不良反应见表 5-1。

表 5-1　白血病常见化疗药物及不良反应

药名	缩写	主要不良反应
甲氨蝶呤	MTX	口腔及胃肠道黏膜溃疡,肝损害,骨髓抑制
巯嘌呤	6-MP	骨髓抑制,胃肠反应,肝损害
氟达拉滨	FLU	神经毒性,骨髓抑制,自身免疫现象

续表

药名	缩写	主要不良反应
阿糖胞苷	Ara-C	消化道反应,肝功能异常,骨髓抑制
环磷酰胺	CTX	骨髓抑制,恶心呕吐,脱发,出血性膀胱炎
苯丁胺氮芥	CLB	骨髓抑制,胃肠反应
白消安	BUS	皮肤色素沉着,精液缺乏,停经,肺纤维化
长春新碱	VCR	末梢神经炎,腹痛,脱发,便秘
高三尖杉酯碱	HHT	骨髓抑制,心脏损害,消化道反应
依托泊苷	VP-16	骨髓抑制,脱发,消化道反应
柔红霉素	DNR	骨髓抑制,心脏损害,消化道反应
去甲氧柔红霉素	IDA	骨髓抑制,心脏损害,消化道反应
门冬酰胺酶	L-ASP	肝损害,变态反应,高尿酸血症,高血糖,胰腺炎,氮质血症
泼尼松	P	类库欣综合征,高血压,糖尿病
羟基脲	HU	消化道反应,骨髓抑制
维 A 酸	ARTA	皮肤黏膜干燥,口角破裂,消化道反应,头晕,关节痛,肝损害

(1)ALL 治疗(表 5-2)。

表 5-2　ALL 联合化疗方案

治疗阶段	治疗方案	具体药物
诱导缓解治疗	VP 方案	VCR+P
	DVP 方案	DNR+VCR+P
	DVLP 方案	DNR+VCR+L-ASP+P
缓解后治疗		
强化巩固	HD MTX	MTX
	HD Ara-C	Ara-C
维持治疗	口服(6-MP+MTX)+VP	口服(6-MP+MTX)+VCR+P

注:HD 为高剂量

复发多在 CR 后两年内发生,以骨髓复发最常见,此时可选择原诱导化疗方案再诱导或含 HD Ara-C 的联合方案或者新药进行再诱导治疗。

(2)AML 治疗(表 5-3)。

表 5-3　AML 联合化疗方案

治疗阶段	临床分型	治疗方案	具体药物
诱导缓解治疗	AML(非 APL)	IA 方案(3+7 方案)	IDA+Ara-C
		DA 方案(3+7 方案)	DNR+Ara-C
		HA 方案	HHT+Ara-C
		HAD 方案	HHT+Ara-C+DNR
		HAA 方案	HHT+Ara-C+Acla
	APL		ATRA+DNR
			ATRA+DNR+ATO
			ATRA+ATO
缓解后治疗	AML(非 APL)	HD Ara-C	Ara-C
	APL	化疗、ATRA、ATO 交替	

注:HD 为高剂量

　　复发难治 AML 的治疗可选用以下方案:①HD Ara-C 联合化疗;②新方案,如氟达拉滨、Ara-C 和 G-CSF±IDA(FLAG±I);③对于年龄偏大或继发性 AML,可采用预激化疗,G-CSF+Acla+Ara-C。

　　(3)中枢神经系统白血病的防治:早期强化全身化疗和鞘内注射化疗药物。

　　(4)老年 AL 的治疗:多数 60 岁以上患者化疗需减量用药,以降低治疗相关病死率。

　　(四)护理措施

　　1.一般护理

　　(1)饮食:给予高热量、高蛋白、高维生素、含适量纤维素、清淡、易消化的饮食,多食新鲜蔬菜、水果。避免进食高糖、高脂、产气过多和辛辣的食物。注意卫生,食物要煮熟,牛奶要消毒。

　　(2)运动与休息:根据患者情况制订合理的活动量。注意休息,劳逸结合。

　　2.病情观察

　　密切观察患者生命体征变化,注意监测患者血常规及骨髓象情况,观察患者有无贫血、出血及感染症状,观察患者化疗后的不良反应。

　　3.对症护理

　　(1)静脉炎及组织坏死的防护。①合理选择静脉:最好采用中心静脉或深静脉留置导管。若使用浅表静脉,应选择有弹性且直的大血管,避免在循环功能不良的肢体进行注射。②避免药液外渗:静脉注射化疗药前先用生理盐水冲路,确定在静脉内方可注入药物,边抽回血边注药,以保证药液无外渗。应用多种药物时,先用对血管刺激性小的药物,药物输注完毕再用生理盐水 10～20 mL 冲洗后拔针,以减轻药物对局部血管的刺激。③化疗药外渗的处理:立即停止注入,边回抽边退针,不要立即拔针,并行利多卡因环形封闭,范围大于渗漏区,局部冷敷有一定效果,抬高受累部位,促进局部外渗药液的吸收。④静脉炎的处理:局部血管禁止静脉注射,患处勿受压,使用多磺酸黏多糖乳膏等药物外敷,鼓励患者多做肢体活动,以促进血液循环,遵医嘱进行理疗。

(2)骨髓抑制的防护:多数化疗药物化疗后第 7～14 天骨髓抑制作用最强,恢复时间多为用药后的第 5～10 天。化疗期间定期复查血常规,每次疗程结束后复查骨髓象,以了解骨髓抑制程度。一旦出现骨髓抑制,加强贫血、感染和出血的预防、观察及护理。

(3)消化道反应的防护:恶心、呕吐、食欲缺乏等消化道症状多出现在用药后1～3 小时,持续数小时到 24 小时不等,体弱者出现症状较早且较重。①为患者提供一个安静、舒适、通风良好的休息与进餐环境,避免不良刺激。②避免在治疗前后 2 小时内进食,当出现恶心、呕吐时应暂缓或停止进食,及时清除呕吐物,保持口腔清洁。治疗前 1～2 小时给予止吐药物。③给予高热量、高蛋白、高维生素、含适量纤维素、清淡、易消化食物,以半流质饮食为主。少量多餐,避免进食高糖、高脂、产气过多和辛辣的食物,进食后适当活动,休息时取坐位和半卧位,避免饭后立即平卧。④减慢化疗药输入速度,无法进食者给予静脉营养。

(4)口腔溃疡的护理:对已发生口腔溃疡者,应给予口腔护理,每天 2 次。指导患者漱口水含漱及溃疡用药方法,每次 15～20 分钟,每天至少 3 次。餐后及睡前用漱口水含漱后,将药涂于溃疡处,涂药后禁食 2～3 小时。

(5)心脏毒性的预防和护理:柔红霉素、表柔比星及高三尖杉酯碱类药物可引起心肌及心脏传导损害。用药前后监测心率、心律、血压。

(6)肝功能损害的防护:甲氨蝶呤、门冬酰胺酶对肝功能有损害,需要监测肝功能,观察患者有无黄疸。

(7)脱发的护理。①化疗前心理护理:向患者说明化疗必要性及化疗可能导致脱发的现象,告知结束后头发会再生,使其有充分的心理准备,坦然面对。②出现脱发后的心理护理:评估患者的感受,鼓励表达内心感受,指导患者使用假发、戴帽子,协助其重视自身能力和优点,并参与正常社交活动。

(8)鞘内注射化疗药物的护理:推注速度宜慢,注毕嘱患者去枕平卧 4～6 小时,注意观察有无头痛、呕吐、发热等化学性脑膜炎及其他神经系统损害的症状。

4.用药护理

长春新碱能引起末梢神经炎,出现手足麻木感,停药后可逐渐消失。门冬酰胺酶可引起变态反应,用药前先做皮试。急性早幼粒细胞性白血病(APL)治疗过程中可能出现分化综合征,主要临床表现为发热、体重增加、肌肉骨骼疼痛、呼吸窘迫、肺间质浸润、胸腔积液、心包积液、皮肤水肿、低血压、急性肾衰竭甚至死亡。一旦出现应及时给予大剂量糖皮质激素,暂时停服维 A 酸,症状消失后可继续使用,对症或辅助治疗如吸氧、利尿、白细胞单采清除和联合化疗等。不良反应有肝功能损害,心电图 Q-T 间期延长等。少数患者对别嘌醇会出现严重皮肤过敏,应注意。环磷酰胺可导致出血性膀胱炎,嘱患者多饮水,每天饮水 $>3\,000$ mL;甲氨蝶呤可引起口腔黏膜及消化道黏膜溃疡,嘱患者勤用亚叶酸钙溶液含漱。

5.心理护理

认真评估各个时期患者的心理状况,耐心倾听,鼓励患者表达,向患者介绍已缓解的典型病例,组织患者之间进行养病经验的交流。

二、慢性髓细胞性白血病

慢性髓细胞性白血病(chronic myelogenous leukemia,CML)简称慢粒,是一种发生在早期多能造血干细胞上的恶性骨髓增殖性疾病,主要涉及髓系。病程发展缓慢,脾大,外周血粒细胞显著增多且不成熟。CML 分为慢性期(chronic phase,CP)、加速期(accelerated phase,AP)和最终急变期(blasttic crisis,BC)。本病各年龄组均可发病,以中年最多见。

(一)临床表现

1.慢性期

一般持续 1~4 年,患者有乏力、低热、多汗或盗汗、体重减轻等代谢亢进的症状,由于脾大而自觉左上腹有坠胀感。部分患者胸骨中下段有压痛。

2.加速期

发热、虚弱、体重下降,脾脏迅速增大,骨、关节痛及逐渐出现贫血、出血症状。原来治疗有效的药物在加速期无效。

3.急变期

急性期表现与 AL 类似,多数为急性粒细胞白血病,20%~30%为急性淋巴细胞白血病。

(二)辅助检查

1.慢性期

(1)血常规检查:白细胞计数明显升高,粒细胞显著增多,以中性中幼、晚幼和杆状核粒细胞居多,血小板计数多在正常水平,部分患者增多,晚期血小板计数减少,并出现贫血。

(2)骨髓象检查:骨髓增生明显至极度活跃,以粒细胞为主,粒红比例明显升高,原始细胞<10%。

(3)中性粒细胞碱性磷酸酶:活性减低或呈阴性反应。

(4)染色体检查:95%以上CML细胞中出现Ph染色体,显带分析为t(9;22)(q34;q11)。

(5)血液生化检查:血清及尿中尿酸浓度升高,血清乳酸脱氢酶升高。

2.加速期

外周血或骨髓原始细胞≥10%;外周血嗜碱性粒细胞>20%;不明原因的血小板进行性减少或增加;除Ph染色体以外,又出现其他染色体异常;粒-单系祖细胞集簇增加而集落减少;骨髓活检显示胶原纤维显著增生。

3.急变期

骨髓中原始细胞或原淋+幼淋或原单+幼单>20%;外周血中原粒+早幼粒细胞>30%,骨髓中原粒+早幼粒细胞>50%,出现髓外原始细胞浸润。

(三)治疗

治疗原则是应着重于慢性期早期治疗,避免疾病转化,力争细胞遗传学和分子生物学水平上的缓解。

1.慢性期的治疗

(1)分子靶向治疗:应用第一代酪氨酸激酶抑制剂甲磺酸伊马替尼,对伊马替尼不能耐受或无效的患者,可选择第二代酪氨酸激酶抑制剂尼洛替尼或达沙替尼。

(2)干扰素-α(IFN-α)应用:该药与小剂量阿糖胞苷联合使用,可提高疗效。

(3)其他药物治疗:①羟基脲,如起效快,作用时间短;②白消安,如起效慢且作用时间长,剂量不易掌握;③其他药物,如 Ara-C、HHT、ATO 等;④异基因造血干细胞移植是唯一可治愈 CML 的方法。

2.进展期的治疗

AP 和 BC 统称为 CML 的进展期。AP 患者可采用加量酪氨酸激酶抑制剂治疗的方法,BC 患者采用加量酪氨酸激酶抑制剂及联合化疗的方法,两者回到 CP 后,立即行造血干细胞移植治疗。

(四)护理措施

1.一般护理

保证充足的休息和睡眠时间,适当锻炼,劳逸结合。给予高热量、高蛋白、高维生素、易消化吸收的饮食。

2.病情观察

每天测量患者脾脏的大小、质地并做好记录。注意脾区有无压痛,观察有无脾栓塞或脾破裂的表现;化疗期间定期监测血常规、血尿酸和尿酸的含量及尿沉渣检查等,记录 24 小时出入液量,观察有无血尿或腰痛的发生。

3.对症护理

(1)疼痛护理:患者发生脾胀痛时,可置患者于安静、舒适的环境中,卧床休息,减少活动,左侧卧位,宜少食多餐,尽量避免弯腰和碰触腹部。

(2)尿酸性肾病护理:鼓励患者多饮水,化疗期间每天＞3 000 mL,遵医嘱口服别嘌醇和碳酸氢钠,24 小时持续静脉补液,保证足够的尿量。在化疗给药前或给药后遵医嘱给予利尿剂。

4.用药护理

(1)白消安:长期用药可出现皮肤色素沉着、精液缺乏、停经及肺纤维化等,现已较少应用于临床。

(2)干扰素-α:常见不良反应包括乏力、发热、疲劳、头痛、畏食、恶心、肌肉及骨骼疼痛等流感样症状和体重下降、肝功能异常等。预防性使用对乙酰氨基酚等能够减轻流感样症状。部分患者常需减量,同时定期检查肝肾功能及血常规。

(3)伊马替尼:常见的非血液学不良反应包括水肿、肌痉挛、腹泻、恶心、肌肉骨骼痛、皮疹、腹痛、肝酶升高、疲劳、关节痛和头痛等,但一般症状较轻微。血液学不良反应包括白细胞计数减少、血小板计数减少和贫血,可应用造血生长因子,严重者需减量或暂时停药,定期监测血常规。

三、慢性淋巴细胞白血病

慢性淋巴细胞白血病(chronic lymphocytic leukemia,CLL)简称慢淋,是一种进展缓慢的 B 细胞增殖性肿瘤,以外周血、骨髓、脾脏和淋巴结等淋巴组织中出现大量克隆性 B 细胞为特征。CLL 均起源于 B 细胞。本病在欧美各国是最常见的白血病,而在我国、日本及东南亚国家较少见。90%患者在 50 岁以后发病,男女比例为 2∶1。

(一)临床表现

起病缓慢,多无自觉症状,淋巴结肿大常为就诊的首发症状,以颈部、腋下、腹股沟淋巴结肿大为主。肿大的淋巴结较硬,无压痛,可移动。早期可出现疲乏、无力,随后出现食欲缺乏、消瘦、低热和盗汗等,晚期易发生贫血、出血、感染。

(二)辅助检查

1.血常规检查

淋巴细胞持续增多,晚期血红蛋白、血小板计数减少。

2.骨髓象检查

有核细胞增生明显活跃,红系、粒系及巨核细胞均减少,淋巴细胞≥40%,以成熟淋巴细胞为主。

3.免疫学检查

淋巴细胞具有单克隆性,呈现 B 细胞免疫表型特征。

4.细胞遗传学检查

部分患者出现染色体异常,基因突变或缺失。

(三)治疗

治疗原则是提高完全缓解率,并尽可能清除微小残留病灶。

1.化学治疗

烷化剂有苯丁胺氮芥、甲氨蝶呤、苯达莫司汀;嘌呤类似物如氟达拉滨;糖皮质激素。

2.化学免疫治疗

FCR 方案(氟达拉滨+甲氨蝶呤+R),其中 R 为利妥昔单抗。

3.造血干细胞移植

CLL 患者年龄较大,多数不适合行移植治疗。

4.并发症治疗

积极进行抗感染治疗,反复感染者可静脉输注免疫球蛋白;并发自身免疫性溶血性贫血或血小板计数减少可用较大剂量糖皮质激素,无效且脾大明显者,可考虑切脾。

(四)护理措施

1.一般护理

卧床休息,采取舒适卧位,进食高热量、高维生素、营养丰富的软食,摄取足够的水分。

2.病情观察

定期监测体温,观察感染的症状、体征及其变化情况。

3.对症护理

高热患者可给予物理降温,必要时遵医嘱给予药物降温,及时更换衣物,保持皮肤清洁干燥;严重贫血患者应给予常规氧气吸入,以改善组织缺氧,可给予患者输血以减轻贫血和缓解机体的缺氧症状。

4.用药护理

主要包括化疗药物不良反应的护理、干扰素-α 不良反应的护理。

第二节 淋 巴 瘤

淋巴瘤起源于淋巴结和淋巴组织,其发生大多与免疫应答过程中淋巴细胞增殖分化产生的某种免疫细胞恶变有关,是免疫系统的恶性肿瘤。按组织病理学改变分类,淋巴瘤可分为非霍奇金淋巴瘤(non-Hodgkin lymphoma,NHL)和霍奇金淋巴瘤(Hodgkin lymphoma,HL)两类。

一、病因

病毒感染(如 EB 病毒等)、宿主的免疫功能、幽门螺杆菌抗原的存在可能与淋巴瘤的发病有关。

二、临床表现

(一)突出表现

无痛性、进行性的淋巴结肿大或局部肿块是淋巴瘤共同的临床表现。

(二)霍奇金淋巴瘤

多见于青年,儿童少见。首发症状常是无痛性颈部或锁骨上淋巴结进行性肿大(占 60%~80%),其次为腋下淋巴结肿大。5%~16% 的 HL 患者发生带状疱疹。饮酒后引起的淋巴结疼痛是 HL 所特有,但并非每一个 HL 患者都是如此。发热、盗汗、瘙痒及消瘦等全身症状较多见。30%~40% 的 HL 患者以原因不明的持续发热为起病症状。周期性发热约见于 1/6 的患者。皮肤瘙痒是 HL

较特异的表现,可为 HL 唯一的全身症状。

(三)非霍奇金淋巴瘤

NHL 具有以下特点。

(1)全身性:可发生在身体的任何部位,其中淋巴结、扁桃体、脾及骨髓是最易受到累及的部位。

(2)多样性:组织器官不同,受压迫或浸润的范围和程度不同,引起的症状也不同。

(3)随着年龄增长,发病者增多,男性多于女性;除惰性淋巴瘤外,一般发展迅速。

(4)NHL 对各器官的压迫和浸润较 HL 多见,常以高热或各器官、系统症状为主要临床表现。

三、辅助检查

(一)血常规检查

HL 常有轻度或中度贫血,部分患者嗜酸性粒细胞增多;NHL 白细胞计数多正常,伴有淋巴细胞计数绝对或相对增多。

(二)骨髓象检查

骨髓涂片找到 Reed-Sternberg 细胞(R-S 细胞)是 HL 骨髓浸润的依据。一部分 NHL 患者的骨髓涂片中可找到淋巴瘤细胞。

(三)影像学检查

浅表淋巴结 B 超、胸(腹)部 CT 等检查有助于确定病变的部位及其范围。目前 PETCT/CT 检查是评价淋巴瘤疗效的重要手段。

(四)实验室检查

疾病活动期有血沉增快、血清乳酸脱氢酶升高提示预后不良。骨骼受累,血清碱性磷酸酶活力增强或血钙增加。B 细胞 NHL 可并发溶血性贫血。

(五)病理学检查

淋巴结活检是淋巴瘤确诊和分型的主要依据。

四、治疗

治疗原则是以化疗为主,化疗与放疗相结合,联合应用相关生物制剂的综合治疗。

(一)霍奇金淋巴瘤

1.化学治疗

ABVD 为 HL 的首选方案见表 5-4。

表 5-4　霍奇金淋巴瘤的主要化疗方案

方案	药物	备注
MOPP	氮芥、长春新碱、丙卡巴肼、泼尼松	如氮芥改为环磷酰胺静脉注射,即为 COPP 方案
ABVD	表柔比星、博来霉素、长春新碱、达卡巴嗪	4 种药均在第 1 及第 15 天静脉注射 1 次,疗程期间休息 2 周

2.放疗

扩大照射范围,除被累及的淋巴结及肿瘤组织外,还包括附近可能侵及的淋巴结,如病变在膈以上采用"斗篷"式,在膈以下采用倒"Y"字式。

(二)非霍奇金淋巴瘤

1.以化疗为主的综合治疗

(1)惰性淋巴瘤:联合化疗可用 COP 或 CHOP 方案(表 5-5)。

表 5-5　非霍奇金淋巴瘤的常用联合化疗方案

方案	药物
COP	环磷酰胺、长春新碱、泼尼松
CHOP	环磷酰胺、表柔比星、长春新碱、泼尼松
R-CHOP	利妥昔单抗、环磷酰胺、表柔比星、长春新碱、泼尼松
EPOCH	依托泊苷、表柔比星、长春新碱、泼尼松、环磷酰胺
ESHAP(复发淋巴瘤)	依托泊苷、泼尼松、顺铂、阿糖胞苷

(2)侵袭性淋巴瘤:侵袭性 NHL 的标准治疗方案是 CHOP 方案,化疗不应少于 6 个疗程。R-CHOP 方案是弥漫性大 B 细胞淋巴瘤治疗的经典方案。

难治性复发者的解救方案:可选择 ICE(异环磷酰胺、卡铂、依托泊苷)、DHAP(地塞米松、卡铂、高剂量阿糖胞苷)、MINE(异环磷酰胺、米托蒽醌、依托泊苷)、HyperCVAD/MTX-Ara-C 等方案进行解救治疗。

2.生物治疗

(1)单克隆抗体:凡细胞免疫表型为 CD20 的 B 细胞淋巴瘤患者,主要是 NHL 患者,均可用 CD20 单抗(利妥昔单抗)治疗。

(2)干扰素:一种能抑制多种血液肿瘤增殖的生物制剂。

（3）抗幽门螺杆菌治疗：胃黏膜相关淋巴样增殖淋巴瘤可用其治疗。

3.骨髓移植

对55岁以下患者，能耐受大剂量化疗的中高危患者，可考虑进行自体造血细胞移植。部分复发或骨髓侵犯的年轻患者还可考虑异基因造血干细胞移植。

4.手术治疗

合并脾功能亢进，有切脾指征者可以切脾，为以后化疗创造有利条件。

五、护理措施

（一）一般护理

1.饮食

鼓励患者进食高热量、高维生素、营养丰富的半流质食物或软食，多食新鲜蔬菜、水果，禁食过硬、带刺、刺激性强的食物，指导患者摄取足够的水分。

2.运动与休息

活动应循序渐进、遵循适度原则。疾病早期可进行社交活动及身体锻炼，晚期应增加卧床休息，进行室内、床旁活动。

（二）病情观察

（1）观察生命体征变化，定期监测体温，观察降温后的反应，避免发生虚脱。

（2）观察患者放疗后的局部皮肤有无发红、瘙痒、灼热感及渗液、水疱形成等。

（3）观察患者情绪变化，有无焦虑、烦躁等。

（4）观察患者睡眠、饮食状况，有无恶心、呕吐、失眠等。

（5）观察患者淋巴结肿大部位、程度及相应器官压迫情况。

（三）对症护理

1.高热护理

可先采用物理降温，冰敷前额及大血管经过的部位，如颈部、腋窝和腹股沟；有出血倾向者禁用乙醇或温水擦浴。及时更换被汗浸湿的衣服及床单，保持皮肤干燥清洁。鼓励患者多饮水，必要时遵医嘱应用退热药物。

2.皮肤护理

放疗患者照射区皮肤应避免受到强冷或强热的刺激，外出时避免阳光直射，不要使用有刺激性的化学物品。局部皮肤有发红、痒感时，应尽早涂油膏以保护皮肤，如皮肤为干反应，表现为局部皮肤灼痛；如皮肤为湿反应，表现为局部皮肤刺痒、渗液、水疱,可用氢化可的松软膏外涂,2%甲紫外涂,冰片、蛋清外敷,硼酸软膏外敷后加压包扎;如局部皮肤有溃疡坏死,应进行全身抗感染治疗,局部外科清创、植皮。

(四)用药护理

利妥昔单抗不良反应首先表现为发热和寒战,主要发生在第一次静脉注射时,通常在 2 个小时内,其他随后的症状包括恶心、荨麻疹、疲劳、头痛、瘙痒、呼吸困难、暂时性低血压、潮红、心律失常等。因此,每次静脉注射利妥昔单抗前应预先使用镇痛药(如对乙酰氨基酚)和抗过敏药(如开瑞坦),并且应严密监护患者生命体征,对出现轻微症状的患者可减慢滴速,对出现严重反应的患者,特别是有严重呼吸困难、支气管痉挛和低氧血症的患者应立即停止静脉注射,及时通知医师对症处理。

(五)心理护理

恶性淋巴瘤治疗时间长,治疗费用高,病情发展快,造成患者情绪悲观、低落,护士应耐心与患者交谈,了解其想法,给予适当的解释,鼓励积极接受治疗;家属要充分理解患者的痛苦和心情,注意言行,不要推诿、埋怨,要营造轻松的环境,保持患者心情舒畅,共同面对、互相支持。

第三节　多发性骨髓瘤

多发性骨髓瘤(multiple myeloma,MM)是恶性浆细胞病中最常见的一种类型。骨髓中有大量的异常浆细胞(骨髓瘤细胞)克隆性增殖,引起广泛溶骨性骨骼破坏、骨质疏松,血清中出现单克隆免疫球蛋白(M 蛋白),正常的多克隆免疫球蛋白合成受抑制,尿中出现本周蛋白,从而引起不同程度的肾损害、贫血、免疫功能异常。发病年龄大多在 50～60 岁,男女之比为 3∶2。根据血清 M 成分的特点可分为 IgG 型、IgA 型、IgD 型、IgM 型、IgE 型、轻链型、非分泌型以及双克隆或多克隆免疫球蛋白型,其中 IgG 型最常见。

一、病因与发病机制

可能与病毒感染、电离辐射、接触工业或农业毒物,慢性抗原刺激及遗传因素有关。

二、临床表现

(一)骨骼损害

骨痛为常见症状,以腰骶部最多见,有自发性骨折的可能。

(二)感染

细菌和病毒感染。

(三)贫血

部分患者以贫血为首发症状。

(四)高钙血症

呕吐、乏力、意识模糊、多尿或便秘等。

(五)肾功能损害

蛋白尿、管型尿,以及急、慢性肾衰竭。

(六)高黏滞综合征

头晕、眼花、耳鸣、手指麻木、冠状动脉供血不足、慢性心力衰竭、意识障碍甚至昏迷。

(七)出血倾向

鼻出血、牙龈出血和皮肤紫癜多见。

(八)淀粉样变性和雷诺现象

常见舌和腮腺肿大、心脏扩大、腹泻便秘、皮肤苔藓样变、外周神经病变及肝肾功能损害等。

(九)髓外浸润

器官肿大、神经损害、髓外骨髓瘤、浆细胞白血病。

三、辅助检查

(一)血常规检查

正常细胞性贫血,晚期可见大量骨髓瘤细胞。

（二）骨髓象检查

浆细胞异常增生，并伴有质的改变。

（三）血液生化检查

（1）单株免疫球蛋白血症的检查：蛋白电泳出现 M 蛋白；免疫电泳发现重链；血清免疫球蛋白定量测定发现 M 蛋白增多，正常免疫球蛋白减少。

（2）血钙、磷测定：高钙血症；晚期肾功能减退，血磷也升高。

（3）血清 β_2 微球蛋白和清蛋白测定：可评估肿瘤负荷及预后。

（4）C 反应蛋白和血清乳酸脱氢酶测定：反应疾病的严重程度。

（5）尿和肾功能监测：90％患者有蛋白尿，血清尿素氮和肌酐可升高，约半数患者尿中出现本周蛋白。

（四）影像学检查

X 线检查、CT 检查、MRI 检查等。

四、治疗

治疗原则是无症状或无进展的患者可以观察，每 3 个月复查 1 次。有症状的患者应积极化疗及造血干细胞移植。

（一）化学治疗

常用化疗方案见表 5-6。来那度胺是一种有效的沙利度胺类似物，与地塞米松联合用于治疗复发或难治性 MM。

表 5-6　骨髓瘤常用联合治疗方案

方案	药物
MPT	美法仑（马法兰）、泼尼松、沙利度胺
VAD	长春新碱、表柔比星、地塞米松
PAD	硼替佐米、表柔比星、地塞米松
VADT	长春新碱、表柔比星、地塞米松、沙利度胺
DT	地塞米松、沙利度胺
DTPAEC	地塞米松、沙利度胺、顺铂、表柔比星、环磷酰胺、依托泊苷

（二）骨病的治疗

双膦酸盐有抑制破骨细胞的作用。

（三）高钙血症的治疗

水化、利尿；使用双膦酸盐；糖皮质激素和（或）降钙素。

(四)贫血的治疗

可考虑使用促红细胞生成素治疗。

(五)肾功能不全的治疗

水化、利尿;有肾衰竭者,应积极透析;慎用非甾体抗炎药;避免使用静脉造影剂。

(六)高黏滞血症的治疗

血浆置换可作为症状性高黏血症患者的辅助治疗。

(七)感染的治疗

若出现症状应用抗生素治疗。

(八)干细胞移植

自体干细胞移植可提高缓解率,清髓性异基因干细胞移植可在年轻患者中进行,常用于难治性、复发患者。

五、护理措施

(一)一般护理

1.饮食

给予高热量、低蛋白、富含维生素、易消化的食物,肾功能不全者给予低盐饮食,保证每天饮水 2 000~3 000 mL。

2.运动与休息

注意卧床休息,使用硬板床或硬床垫,适度运动,劳逸结合,不做剧烈活动和扭腰、转体等动作。翻身时,动作轻柔,避免拖拉硬拽。骨质疏松患者不宜久站、久坐或较长时间固定于一种姿势。

(二)病情观察

注意观察患者疼痛的程度、性质及患者对疼痛的反应;密切监测患者体温变化,观察有无乏力、头晕、眼花、耳鸣等症状;观察出血的部位、主要表现形式、发展或消退情况;严密观察患者皮肤情况,预防压疮发生。观察尿常规、尿液性质、尿量等。

(三)对症护理

1.疼痛护理

协助患者睡硬板床,采取舒适卧位,适当按摩病变部位,避免用力过度。护士应耐心倾听患者对疼痛的主述,安抚患者,使其情绪稳定。指导患者放松,采用听音乐、自我暗示、按摩、针灸等方法转移注意力。遵医嘱应用镇痛药,选择合适的镇痛药及给药途径,密切关注疗效及不良反应。

2.躯体活动障碍护理

保持床单位平整干燥,避免潮湿、皱褶等物理刺激;协助患者更换体位,适度床上活动。截瘫患者应保持肢体功能位,保持皮肤清洁干燥,严密观察皮肤情况,预防压疮发生。

3.排尿异常护理

密切观察患者尿量、颜色、性质,鼓励患者多饮水,遵医嘱给予患者碱化、利尿等措施。

4.受伤危险的护理

确保环境安全,地面干燥,夜间应保持病室仍有微弱灯光,家属陪伴活动;出现手指麻木时,嘱患者不要接触锐器及过烫的物品。

(四)用药护理

1.美法仑

最常见的不良反应是骨髓抑制,可导致白细胞和血小板计数减少,30%以上的患者口服后可出现胃肠道不适,如恶心、呕吐等,可相应给予胃黏膜保护剂或止吐药物。

2.沙利度胺

抑制血管生成,其不良反应有困倦、头晕等。注意不能从事高空作业,停药后可以消退。长期大剂量使用本品可出现多发性神经炎、感觉异常等现象,一旦出现应立即停药。

3.硼替佐米

不良反应主要有疲劳、乏力、恶心、腹泻、食欲缺乏、周围神经病和发热等,应严密观察,给予相应措施。

4.双膦酸盐

使用静脉制剂应严格掌握输注速度。

(五)心理护理

多发性骨髓瘤患者治疗时间长,病情反复,病理性骨折导致其疼痛难忍,生活质量下降,心理负担较重。护士应及时与患者沟通,关心、体贴、安慰患者,使其获得情感支持,增强战胜疾病的信心,积极配合治疗。

第六章 内分泌科疾病护理

第一节 甲状腺功能亢进症

甲状腺功能亢进症（简称甲亢）是指甲状腺腺体本身产生甲状腺激素（TH）过多而引起的甲状腺毒症。弥漫性毒性甲状腺肿又称 Graves 病（Graves disease,GD），各种病因所致的甲亢中,以 Graves 病最多见。该病占全部甲亢的 80%～85%,女性高发,高发年龄为 20～50 岁。本节以 Graves 病为例阐述甲状腺功能亢进症。

一、病因

（一）遗传因素

GD 有显著的遗传倾向。

（二）免疫因素

本病以遗传易感为背景,在感染、精神创伤等因素作用下,诱发体内免疫功能紊乱。

（三）环境因素

如细菌感染、性激素、应激等,可能是本病发生和病情恶化的重要诱因。

二、临床表现

（一）典型表现

1.甲状腺毒症

（1）高代谢综合征:患者常有疲乏无力、怕热多汗、多食善饥、体重显著下降等症状。

(2)精神神经系统:神经过敏、紧张焦虑、失眠不安、记忆力减退及手、眼睑震颤。

(3)心血管系统:心悸、胸闷、气短、心律失常、心力衰竭等。

(4)消化系统:因胃肠蠕动增快、消化吸收不良而出现排便次数增多。

(5)肌肉与骨骼系统:主要表现为甲状腺毒症性周期性瘫痪,主要累及下肢。甲亢可影响骨骼脱钙而发生骨质疏松。

(6)生殖系统:女性常有月经减少或闭经,男性有勃起功能障碍。

(7)造血系统:白细胞计数减少,血小板寿命缩短,可伴发血小板减少性紫癜。

2.甲状腺肿

甲状腺肿常为弥漫性、对称性肿大。肿大程度与甲亢病情轻重无明显关联。甲状腺上下极可触及震颤,闻及血管杂音,为本病的重要体征。

3.眼征

GD 的眼部表现分为两类:一类为单纯性突眼;另一类为浸润性突眼。

(二)特殊的临床表现

1.甲状腺危象

甲状腺危象早期表现为原有的甲亢症状加重,并出现高热、大汗、心动过速(>140 次/分)、烦躁不安、呼吸急促、恶心、呕吐和腹泻,严重者可有心力衰竭、休克及昏迷等。主要诱因:应激状态,严重躯体疾病,口服过量甲状腺激素制剂,严重精神创伤及手术中过度挤压甲状腺。

2.甲状腺毒症性心脏病

甲状腺毒症性心脏病主要表现为心房颤动和心力衰竭。

3.淡漠型甲状腺功能亢进症

淡漠型甲状腺功能亢进症多见于老年人,起病隐袭,主要表现为明显消瘦、心悸、乏力、神经质和腹泻,可伴有心房颤动、震颤和肌病等体征,但高代谢综合征、眼征和甲状腺肿均不明显。

4.妊娠期甲状腺功能亢进症

妊娠期甲状腺功能亢进症(简称妊娠甲亢)主要由自身免疫作用和精神刺激引起。

5.胫前黏液性水肿

水肿常见于胫骨前下 1/3 部位,皮损为对称性,皮损周围的表皮可有变态反应或感觉减退。

6.Graves 眼病

男性多见,常见的临床表现有眼内异物感、胀痛、畏光、流泪、复视、斜视、视力下降和眼球显著突出。

三、辅助检查

(一)血清甲状腺激素测定

(1)血清游离甲状腺素(FT_4)与游离三碘甲状腺原氨酸(FT_3):直接反映甲状腺功能状态,是临床诊断甲亢的首选指标。

(2)血清总甲状腺素(TT_4):甲状腺功能的基本筛选指标。

(3)血清总三碘甲状腺原氨酸(TT_3):初诊甲亢、甲亢复发及疗效评判的敏感指标。

(二)促甲状腺激素(TSH)测定

血清 TSH 浓度的变化是反映甲状腺功能最敏感的指标。

(三)促甲状腺激素释放激素(TRH)兴奋试验

静脉注射 TRH 后 TSH 升高者可排除本病,TSH 不升高则支持甲亢的诊断。

(四)甲状腺[131]I 摄取率

甲亢时[131]I 摄取率表现为总摄取量升高,摄取高峰前移。

(五)甲状腺自身抗体测定

TSH 受体抗体(TRAb)和 TSH 受体刺激抗体(TSAb)是诊断 GD 的重要指标。TRAb 还可作为判断病情活动、复发和治疗停药的重要指标。

(六)影像学检查

放射性核素扫描、B 超、X 线摄片、CT 和 MRI 等检查可部分提示甲状腺及眼球后病变性质。

四、治疗

目前,3 种疗法被普遍应用,即抗甲状腺药物治疗、[131]I 治疗和手术治疗。

(一)抗甲状腺药物治疗

常用的药物有硫脲类和咪唑类两类。硫脲类包括丙硫氧嘧啶和甲硫氧嘧啶等;咪唑类包括甲巯咪唑和卡比马唑等。严重病例、甲状腺危象或妊娠患者首选丙硫氧嘧啶。

(二)^{131}I 治疗

^{131}I 甲亢的治愈率达到 85％以上,但不可避免地会引起甲状腺功能减退症等多种并发症。

(三)手术治疗

治愈率为 95％左右,但可引起多种并发症。

(四)甲状腺危象的治疗

(1)针对诱因治疗。

(2)抑制 TH 合成:丙硫氧嘧啶 500～1 000 mg 首次口服或经胃管注入,以后每次 250 mg,每 4 小时口服 1 次。

(3)抑制 TH 释放:服丙硫氧嘧啶 1 小时后再加用复方碘口服溶液 5 滴,每 6 小时 1 次,以后视病情逐渐减量,一般使用 3～7 天。

(4)β 受体阻滞剂:普萘洛尔 60～80 mg/d,每 4 小时 1 次。

(5)糖皮质激素:氢化可的松 300 mg,首次静脉滴注,以后每次 100 mg,每 8 小时 1 次。

(6)降低和清除血浆 TH:常规治疗效果不满意时,可选用腹膜透析、血液透析或血浆置换等措施。

(7)对症治疗:高热者予物理降温,避免用乙酰水杨酸类药物。给氧以纠正水、电解质和酸碱平衡紊乱,防治感染和各种并发症。

(五)Graves 眼病的治疗

有效控制甲亢是治疗 Graves 眼病的关键。

(1)一般治疗:高枕卧位,限制钠盐及使用利尿剂,可减轻眼部水肿。另外,还有戴有色眼镜,使用人工泪液,睡眠时眼睛不能闭合者使用盐水纱布或眼罩保护角膜,强制性戒烟等治疗措施。

(2)应用糖皮质激素:泼尼松 40～80 mg/d,每天 2 次口服,持续 2～4 周。然后每 2～4 周减量 2.5～10 mg/d,持续治疗 3～12 个月。

(3)球后外照射:与糖皮质激素联合使用可增加疗效。

(4)眶减压手术:可引起术后复视。

五、护理措施

(一)一般护理

1.饮食

(1)应给予高热量、高蛋白、高维生素及矿物质丰富的饮食。主食应足量,增加瘦肉、蛋类、奶类等优质蛋白,多摄入新鲜蔬菜和水果。

(2)鼓励患者多饮水,每天饮水2 000～3 000 mL,但并发心脏疾病者应避免大量饮水,避免因血容量增加而加重水肿和心力衰竭。

(3)禁止摄入辛辣刺激性的食物,禁止饮用浓茶、咖啡等,以免引起患者精神兴奋。

(4)减少食物中粗纤维的摄入,以减少排便次数。

(5)避免进食含碘丰富的食物,如海带、紫菜等海产品,慎食卷心菜、甘蓝等易致甲状腺肿的食物。

2.运动

与患者及家属共同制订个体化活动计划,活动时以不感到疲劳为度。

3.休息

适当增加休息时间,保证充足睡眠,防止病情加重。病情重、有心力衰竭或严重感染者应严格卧床休息。

(二)病情观察

观察患者精神神志状态,注意生命体征及体重变化情况;注意手指震颤、恶心、呕吐、腹泻等临床表现;注意突眼、甲状腺肿的程度,了解突眼保护情况及用药情况。警惕甲状腺危象发生,一旦发生,立即报告医师并协助处理。

(三)突眼的护理

(1)保护眼睛:①经常以眼药水湿润眼睛,防止角膜干燥。②外出时戴眼罩或有色眼镜,以减少强光刺激或异物的损伤。③睡前涂抗生素眼膏,并用无菌生理盐水纱布或眼罩覆盖双眼。④定期眼科角膜检查以防止角膜溃疡造成失明。

(2)减轻眼部症状:①限制钠盐摄入,遵医嘱适量使用利尿剂,睡眠或休息时抬高头部,以减轻球后软组织水肿。②指导患者当眼睛有异物感、刺痛或流泪时,勿用手揉眼,可用0.5%甲基纤维素或0.5%氢化可的松溶液滴眼。

(四)用药护理

(1)指导患者遵医嘱正确用药。不可自行减量或停药,如病情发生变化应及时就医,调整用药。定期监测肝功能和血常规。

(2)密切观察并及时处理药物的不良反应。①粒细胞计数减少:主要表现为突然畏寒、高热、全身肌肉或关节酸痛、咽痛、溃疡和坏死。要定期复查血常规,若外周血白细胞计数低于 $3\times10^9/L$ 或中性粒细胞计数低于 $1.5\times10^9/L$,考虑停药,遵医嘱给予促进白细胞增生药物,进行保护性隔离,并预防发生交叉感染。②肝损坏:应立即停药并给予相应治疗。③药疹:较常见,可用抗组胺药控制症状,不必停药。若出现皮肤瘙痒、团块状皮疹等症状,应立即停药,以免发生剥脱性皮炎。

(五)甲状腺危象的护理

1.吸氧

呼吸困难时取半卧位,立即给予吸氧。

2.环境

保持病室环境安静,患者绝对卧床休息,减少探视,避免不良刺激。

3.及时、准确遵医嘱给药

立即建立静脉通道。遵医嘱使用丙硫氧嘧啶、复方碘溶液、β受体阻滞剂、氢化可的松等药物,及时通过口腔、静脉补充液体。注意观察有无碘剂中毒或变态反应,心率过快者静脉输液速度不宜过快。

4.密切监测病情

观察生命体征、神志、出入量、躁动情况,尤其要密切监测体温和心率变化情况,注意有无心力衰竭、心律失常和休克等严重并发症。

5.对症护理

体温过高者给予冰敷或乙醇擦浴降温,必要时遵医嘱使用降温药物。躁动不安者使用床挡加以保护。昏迷者加强口腔护理、会阴护理、皮肤护理,给予气垫床,定时翻身、叩背,防止出现压疮、肺炎等并发症。

6.避免诱因

告知患者及家属甲状腺危象的诱因,如感染、精神刺激、创伤、用药不当等,并尽量帮助减少和避免诱因。

(六)心理护理

(1)鼓励患者表达内心感受,理解和同情患者,建立互信关系。让患者充分了解病情,学会控制情绪,并积极配合治疗。

(2)向患者亲属耐心讲解疾病知识,提高他们对疾病的认知水平,说明患者的情绪变化常由病情所致,争取患者亲属的理解和支持。例如,保持居室安静和气氛轻松,避免提供兴奋、刺激的信息,以减少患者激动、易怒的精神症状。

(3)患者病情稳定转入社区后,应提醒社区护士继续给予心理指导,以保证甲亢患者情绪护理的延续性,促进患者康复。

第二节 甲状腺功能减退症

甲状腺功能减退症(简称甲减)是由各种原因引起的低甲状腺素血症或甲状腺激素抵抗而引起的全身性低代谢综合征,病理特征表现为黏多糖在组织和皮肤堆积,导致黏液性水肿。各年龄均可发病,女性较男性多见,临床甲减的患病率为1‰左右。

一、病因与发病机制

(一)自身免疫损伤

最常见的是自身免疫性甲状腺炎引起甲状腺激素合成和分泌减少。

(二)甲状腺破坏

由手术和放射性碘治疗所致。

(三)服用抗甲状腺药物

如锂盐、硫脲类等可抑制甲状腺激素合成。

(四)碘过量

碘过量可引起具有潜在性甲状腺疾病者发生甲减,也可诱发和加重自身免疫性甲状腺炎。

(五)下丘脑和垂体病变

下丘脑和垂体病变是中枢性甲减的常见病因。

二、临床表现

(一)一般表现

患者易疲劳、畏寒、少汗、记忆力减退、食欲缺乏,但体重不减或增加、便秘和月经不调等。典型者可见黏液性水肿面容,即表情淡漠、眼睑水肿、面色苍白、皮肤干燥粗糙脱屑、毛发脱落和眉毛稀少等。

(二)肌肉和关节

肌肉软弱乏力,部分患者可伴有关节病变。

(三)心血管系统

心肌黏液性水肿导致心肌收缩力损伤、心动过缓、心排血量下降。

(四)血液系统

主要表现为贫血。

(五)消化系统

厌食、腹胀和便秘等。

(六)内分泌生殖系统

患者性欲减退,女性患者常有月经失调,男性患者可出现勃起功能障碍。

(七)神经精神系统

神经精神系统有记忆力减退、智力低下、反应迟钝、嗜睡、精神抑郁和神经质的表现。

(八)黏液性水肿昏迷

黏液性水肿昏迷常见于病情严重者,多在冬季寒冷时发病,诱因为严重的全身性疾病、感染、寒冷、甲状腺激素替代治疗中断、手术、使用麻醉镇静药物等。临床表现为嗜睡、低体温($<35\ ℃$)、呼吸减慢、心动过缓、血压下降、四肢肌肉松弛、反射减弱或消失,甚至出现昏迷、休克或心力衰竭而危及生命。

三、辅助检查

(一)血常规及生化检查

多为轻、中度正细胞正色素性贫血,血脂异常。

(二)甲状腺功能检查

血清 TSH 升高;TT_4、FT_4 降低是诊断本病的必备指标。

(三)甲状腺^{131}I摄取率

^{131}I 摄取率低于正常。

(四)功能试验

TRH 兴奋试验主要用于原发性甲减与中枢性甲减的鉴别。

四、治疗

(一)替代治疗

首选左甲状腺素钠口服。

(二)对症治疗

有贫血者补充铁剂、维生素 B_{12} 和叶酸等。

(三)黏液性水肿昏迷的治疗

(1)立即静脉补充 TH,清醒后改口服维持治疗。

(2)保温,给氧,保持呼吸道通畅。

(3)遵医嘱给予氢化可的松 200~300 mg/d 持续静脉滴注,待患者清醒后逐渐减量。

(4)根据需要补液,但补液量不宜过多。

(5)控制感染,积极治疗原发病。

(6)监测血清离子、甲状腺激素、尿量和血压等。

五、护理措施

(一)饮食方面

给予高蛋白、高维生素、多纤维素、低钠、低脂、易消化饮食。嘱患者细嚼慢咽、少量多餐以免增加胃肠负担;多食蔬菜、水果以增加膳食纤维摄入;每天饮水 2 000~3 000 mL。桥本甲状腺炎所致甲状腺功能减退症者应禁食含碘食物和药物,以免诱发严重黏液性水肿。

(二)病情观察

(1)监测生命体征的变化,尤其要注意严密监测体温、心率及节律的变化。

(2)监测患者的神志和精神状态,观察患者有无表情淡漠、反应迟钝和精神异常。

(3)观察患者的活动能力及有无疲乏无力、肌肉萎缩。

(4)观察患者的进食和营养状况。

(三)用药护理

(1)用药前后分别测量脉搏,观察有无心悸、腹痛、心律失常、烦躁不安等药物过量的症状。

(2)观察患者的体重和水肿情况。

（3）甲状腺制剂需长期或终身服用，不能随意中断。

（四）对症护理

1.体温过低的护理

（1）注意保暖：如室温调节在 22～23 ℃；适当增加衣服；晚上睡觉时加盖被子；用热水袋，但要注意防止烫伤。

（2）病情观察：监测生命体征变化，观察患者有无寒战、皮肤苍白等体温过低表现及心律失常、心动过缓等现象，并及时通知医师。

2.便秘的护理

建立正常的排便习惯；进食粗纤维食物，多饮水；给予缓泻药，必要时使用开塞露。

3.社交障碍的护理

与患者建立良好的护患关系；保证环境的安静与舒适，鼓励家属探视；制订活动计划，并按计划指导和鼓励患者由简单到复杂地进行自我护理；鼓励患者多参与社交活动。

（五）黏液性水肿昏迷患者的护理

（1）避免诱因。

（2）病情监测：观察神志、体温、脉搏、呼吸和血压的变化。若出现体温＜35 ℃、呼吸浅慢、心动过缓、血压降低、有嗜睡表现，或出现口唇发绀、呼吸深长、喉头水肿症状，立即通知医师并配合抢救。

（3）护理措施：建立静脉通道，遵医嘱给予抢救药物；保持呼吸道通畅，吸氧；监测生命体征；记录 24 小时出入液量；保暖，避免局部热敷，以免加重循环不良和烫伤。

第三节 糖 尿 病

糖尿病（diabetes mellitus，DM）是一组由多病因引起的以慢性高血糖为特征的代谢性疾病，是由胰岛素分泌和（或）作用缺陷所引起。糖尿病是常见病、多发病。据国际糖尿病联盟统计，2011 年全球有糖尿病患者 3.66 亿，比 2010 年的 2.85 亿增加近 30％。我国成年人糖尿病患病率达 9.7％，而糖尿病前期的比例更高达 15.5%。因此,糖尿病是严重威胁人类健康的世界性公共卫生问题。

一、分型

(一)1 型糖尿病

1 型糖尿病:胰岛 β 细胞破坏,常导致胰岛素绝对缺乏。

(二)2 型糖尿病

2 型糖尿病:从以胰岛素抵抗为主伴胰岛素分泌不足到以胰岛素分泌不足为主伴胰岛素抵抗。

(三)其他特殊类型糖尿病

其他特殊类型糖尿病是指病因相对比较明确,如胰腺炎、库欣综合征等引起的一些高血糖状态。

(四)妊娠期糖尿病

妊娠期糖尿病是指妊娠期间发生的不同程度的糖代谢异常。

二、病因与发病机制

糖尿病的病因和发病机制至今未完全阐明。总的来说,遗传因素及环境因素共同参与其发病过程。胰岛素由胰岛 β 细胞合成和分泌,经血液循环到达体内各组织器官的靶细胞,与特异受体结合并引发细胞内物质代谢效应。该过程中任何一个环节发生异常,均可导致糖尿病。

(一)1 型糖尿病

1.遗传因素

遗传因素在 1 型糖尿病发病中起重要作用。

2.环境因素

糖尿病可能与病毒感染、化学毒物和饮食因素有关。

3.自身免疫

有证据支持 1 型糖尿病为自身免疫性疾病。

4.1 型糖尿病的自然史

1 型糖尿病的发生、发展历经以下阶段。

(1)个体具有遗传易感性,临床无任何异常。

(2)某些触发事件,如病毒感染引起少量 β 细胞破坏并启动自身免疫过程。

(3)出现免疫异常,可检测出各种胰岛细胞抗体。

(4)β细胞数目开始减少,仍能维持糖耐量正常。

(5)β细胞持续损伤达到一定程度时(通常只残存10%～20%的β细胞),胰岛素分泌不足,出现糖耐量降低或临床糖尿病,需用外源胰岛素治疗。

(6)β细胞几乎完全消失,需依赖外源胰岛素维持生命。

(二)2型糖尿病

1.遗传因素与环境因素

有资料显示遗传因素主要影响β细胞功能。环境因素包括年龄增加、现代生活方式改变、营养过剩、体力活动不足、子宫内环境以及应激、化学毒物等。

2.胰岛素抵抗和β细胞功能缺陷

胰岛素抵抗是指胰岛素作用的靶器官对胰岛素作用的敏感性降低。β细胞功能缺陷主要表现为胰岛素分泌异常。

3.糖耐量减低和空腹血糖调节受损

糖耐量减低是葡萄糖不耐受的一种类型。空腹血糖调节受损是指一类非糖尿病性空腹血糖异常,其血糖浓度高于正常,但低于糖尿病的诊断值。目前认为两者均为糖尿病的危险因素,是发生心血管病的危险标志。

4.临床糖尿病

达到糖尿病的诊断标准(表6-1)。

表6-1　糖尿病诊断标准

诊断标准	静脉血浆葡萄糖水平
(1)糖尿病症状＋随机血糖或	≥11.1 mmol/L
(2)空腹血浆血糖(FPG)或	≥7.0 mmol/L
(3)葡萄糖负荷后2小时血糖(2hPG)	≥11.1 mmol/L
无糖尿病症状者,需改天重复检查,但不做第3次OGTT	

注:空腹的定义是至少8小时没有热量的摄入;随机是指一天当中的任意时间而不管上次进餐的时间及食物摄入量

三、临床表现

(一)代谢紊乱综合征

1."三多一少"

多饮、多食、多尿和体重减轻。

2.皮肤瘙痒

患者常有皮肤瘙痒,女性患者可出现外阴瘙痒。

3.其他症状

四肢酸痛、麻木、腰痛、性欲减退、月经失调、便秘和视物模糊等。

(二)并发症

1.糖尿病急性并发症

(1)糖尿病酮症酸中毒(diabetic ketoacidosis,DKA):为最常见的糖尿病急症,以高血糖、酮症和酸中毒为主要表现。DKA最常见的诱因是感染,其他诱因有胰岛素治疗中断或不适当减量、饮食不当、各种应激及酗酒等。临床表现为早期"三多一少",症状加重;随后出现食欲缺乏、恶心、呕吐,多尿、口干、头痛、嗜睡,呼吸深快,呼气中有烂苹果味(丙酮);后期严重失水、尿量减少、眼球下陷、皮肤黏膜干燥,血压下降、心率加快,四肢厥冷;晚期出现不同程度意识障碍。

(2)高渗高血糖综合征:糖尿病急性代谢紊乱的另一临床类型,以严重高血糖、高血浆渗透压、脱水为特点,无明显酮症酸中毒,患者常有不同程度的意识障碍或昏迷。本病起病缓慢,最初表现为多尿、多饮,但多食不明显或反而食欲缺乏;随病情进展出现严重脱水和神经精神症状,患者反应迟钝、烦躁或淡漠、嗜睡,逐渐陷入昏迷、出现抽搐,晚期尿少甚至尿闭,但无酸中毒样深大呼吸。与DKA相比,失水更为严重、神经精神症状更为突出。

(3)感染性疾病:糖尿病容易并发各种感染,血糖控制差者更易发生,病情也更严重。

(4)低血糖:一般将血糖≤2.8 mmol/L作为低血糖的诊断标准,而糖尿病患者血糖值≤3.9 mmol/L就属于低血糖范畴。低血糖有两种临床类型,即空腹低血糖和餐后(反应性)低血糖。低血糖的临床表现呈发作性,具体分为两类:①自主(交感)神经过度兴奋表现为多有出汗、颤抖、心悸、紧张、焦虑、饥饿、流涎、软弱无力、面色苍白、心率加快、四肢冰凉和收缩压轻度升高等。②脑功能障碍初期表现为精神不集中、思维和语言迟钝、头晕、嗜睡、视物不清、步态不稳,后期可有幻觉、躁动、易怒、性格改变、认知障碍,严重时发生抽搐和昏迷。

2.糖尿病慢性并发症

(1)微血管病变:糖尿病的特异性并发症。微血管病变主要发生在视网膜、肾、神经和心肌组织,尤其以肾脏和视网膜病变最为显著。

(2)大血管病变:糖尿病最严重、突出的并发症,主要表现为动脉粥样硬化。动脉粥样硬化主要侵犯主动脉、冠状动脉、脑动脉、肾动脉和肢体外周动脉等。

(3)神经系统并发症:以周围神经病变最常见,通常为对称性,下肢较上肢严重,病情进展缓慢。患者常先出现肢端感觉异常,如呈袜子或手套状分布,伴麻木、烧灼、针刺感或如踏棉垫感,可伴痛觉过敏、疼痛;后期可有运动神经受累,出现肌力减弱甚至肌萎缩和瘫痪。

(4)糖尿病足:指与下肢远端神经异常和不同程度周围血管病变相关的足部溃疡、感染和(或)深层组织破坏,主要表现为足部溃疡、坏疽。糖尿病足是糖尿病最严重且需治疗费用最多的慢性并发症之一,是糖尿病非外伤性截肢的最主要原因。

(5)其他:糖尿病还可引起黄斑病、白内障、青光眼、屈光改变和虹膜睫状体病变等。牙周病是最常见的糖尿病口腔并发症。

在我国,糖尿病是导致成人失明、非创伤性截肢的主要原因;心血管疾病是使糖尿病患者致残、致死的主要原因。

四、辅助检查

(一)尿糖测定

尿糖受肾糖阈的影响。尿糖呈阳性只提示血糖值超过肾糖阈(大约 10 mmol/L),尿糖呈阴性不能排除糖尿病可能。

(二)血糖测定

血糖测定的方法有静脉血葡萄糖测定、毛细血管血葡萄糖测定和 24 小时动态血糖测定 3 种。前者用于诊断糖尿病,后两种仅用于糖尿病的监测。

(三)口服葡萄糖耐量试验

当血糖高于正常范围而又未达到诊断糖尿病标准时,须进行口服葡萄糖耐量试验(OGTT)。OGTT 应在无摄入任何热量 8 小时后,清晨空腹进行,75 g 无水葡萄糖,溶于 250~300 mL 水中,5~10 分钟内饮完,空腹及开始饮葡萄糖水后 2 小时测静脉血浆葡萄糖。儿童服糖量按 1.75 g/kg 计算,总量不超过 75 g。

(四)糖化血红蛋白 A_1 测定

糖化血红蛋白 A_1 测定:其测定值者取血前 8~12 周血糖的总水平,是糖尿病病情控制的监测指标之一,正常值是 3%~6%。

(五)血浆胰岛素和 C 肽测定

主要用于胰岛 β 细胞功能的评价。

(六)其他

根据病情需要选用血脂、肝肾功能等常规检查,急性严重代谢紊乱时的酮体、电解质、酸碱平衡检查,心、肝、肾、脑、眼科以及神经系统的各项辅助检查等。

五、治疗要点

糖尿病管理须遵循早期和长期、积极而理性、综合治疗和全面达标、治疗措施个体化等原则。国际糖尿病联盟(IDF)提出糖尿病综合管理 5 个要点(有"五驾马车"之称):糖尿病健康教育、医学营养治疗、运动治疗、血糖监测和药物治疗。

(一)健康教育

健康教育是重要的基础管理措施,是决定糖尿病管理成败的关键。每位糖尿病患者均应接受全面的糖尿病教育,充分认识糖尿病并掌握自我管理技能。

(二)医学营养治疗

医学营养治疗是糖尿病基础管理措施,是综合管理的重要组成部分。

(三)运动疗法

在糖尿病的管理中占重要地位,尤其对肥胖的 2 型糖尿病患者,运动可增加胰岛素敏感性,有助于控制血糖和体重。运动的原则是适量、经常性和个体化。

(四)药物治疗

1.口服药物治疗

(1)促胰岛素分泌剂。①磺胺类药物:其作用不依赖于血糖浓度。常用的有格列吡嗪、格列齐特、格列喹酮和格列苯脲等。②非磺胺类药物:降血糖作用快而短,主要用于控制餐后高血糖。如瑞格列奈和那格列奈。

(2)增加胰岛素敏感性药物。①双胍类:常用的药物有二甲双胍。二甲双胍通常每天剂量 500～1 500 mg,分 2～3 次口服,最大剂量不超过每天 2 g。②噻唑烷二酮类:也称格列酮类,有罗格列酮和吡格列酮两种制剂。

(3)α-葡萄糖苷酶抑制剂:作为 2 型糖尿病第一线药物,尤其适用于空腹血糖正常(或偏高)而餐后血糖明显升高者。常用药物有阿卡波糖和伏格列波糖。

2.胰岛素治疗

胰岛素治疗是控制高血糖的重要和有效手段。

(1)适应证:①1 型糖尿病。②合并各种严重的糖尿病急性或慢性并发症。③处于应激状态,如手术、妊娠和分娩等。④2 型糖尿病血糖控制不满意,β 细胞功能明显减退者。⑤某些特殊类型糖尿病。

(2)制剂类型:按作用快慢和维持作用时间长短,可分为速效、短效、中效、长效和预混胰岛素 5 类。根据胰岛素的来源不同,可分为动物胰岛素、人胰岛素和胰岛素类似物。

(3)使用原则:①胰岛素治疗应在综合治疗基础上进行。②胰岛素治疗方案应力求模拟生理性胰岛素分泌模式。③从小剂量开始,根据血糖水平逐渐调整。

(五)人工胰

人工胰由血糖感受器、微型电子计算机和胰岛素泵组成。目前尚未广泛应用。

(六)胰腺和胰岛细胞移植

治疗对象主要为 1 型糖尿病患者,目前尚局限于伴终末期肾病的患者。

(七)手术治疗

部分国家已将减重手术(代谢手术)推荐为肥胖 2 型糖尿病患者可选择的治疗方法之一,我国也已开展这方面的治疗。

(八)糖尿病急性并发症的治疗

1.糖尿病酮症酸中毒

对于早期酮症患者,仅需给予足量短效胰岛素和口服液体,严密观察病情,严密监测血糖、血酮变化,调节胰岛素剂量。对于出现昏迷的患者应立即抢救,具体方法如下。

(1)补液:治疗的关键环节。基本原则是"先快后慢,先盐后糖"。在 1～2 小时内输入 0.9%氯化钠溶液 1 000～2 000 mL,前 4 小时输入所计算失水量的 1/3。24 小时输液量应包括已失水量和部分继续失水量,一般为 4 000～6 000 mL,严重失水者可达 6 000～8 000 mL。

(2)小剂量胰岛素治疗:每小时 0.1 U/kg 的短效胰岛素加入生理盐水中持续静脉滴注或静脉泵入。根据血糖值调节胰岛素的泵入速度,血糖下降速度一般以每小时 3.9～6.1 mmol/L(70～110 mg/dL)为宜,每 1～2 小时复查血糖;病情稳定后过渡到胰岛素常规皮下注射。

(3)纠正电解质及酸碱平衡失调:①轻度酸中毒一般不必补碱。补碱指征为血 $pH < 7.1$,$HCO_3^- < 5$ mmol/L。应采用等渗碳酸氢钠(1.25%～1.4%)溶液。补碱不宜过多、过快,以避免诱发或加重脑水肿。②根据血钾和尿量补钾。

(4)防治诱因和处理并发症:如休克、严重感染、心力衰竭、心律失常、肾衰竭、脑水肿和急性胃扩张等。

2.高渗高血糖综合征

治疗原则同 DKA。严重失水时,24 小时补液量可达 6 000～10 000 mL。

3.低血糖

对轻至中度的低血糖,口服糖水或含糖饮料,进食面包、饼干、水果等即可缓解。重者和疑似低血糖昏迷的患者,应及时测定毛细血管血糖,甚至无须血糖结果,及时给予 50% 葡萄糖 60～100 mL 静脉注射,继以 5%～10% 葡萄糖液静脉滴注。另外,应积极寻找病因,对因治疗。

(九)糖尿病慢性并发症的治疗

1.糖尿病足

控制高血糖、血脂异常和高血压,改善全身营养状况和纠正水肿等;神经性足溃疡给予规范的伤口处理;给予扩血管和改善循环治疗;有感染出现时给予抗感染治疗;必要时行手术治疗。

2.糖尿病高血压

血脂紊乱和大血管病变,要控制糖尿病患者血压＜130/80 mmHg;如尿蛋白排泄量达到 1 g/24 h,血压应控制低于 125/75 mmHg。低密度脂蛋白胆固醇(LDL-C)的目标值为＜2.6 mmol/L。

3.糖尿病肾病

早期筛查微量蛋白尿及评估 GFR。早期应用血管紧张素转化酶抑制剂或血管紧张素 II 受体拮抗剂,除可降低血压外,还可减轻微量清蛋白尿和使 GFR 下降缓慢。

4.糖尿病视网膜病变

定期检查眼底,必要时尽早使用激光进行光凝治疗。

5.糖尿病周围神经病变

早期严格控制血糖并保持血糖稳定是糖尿病神经病变最重要和有效的防治方法。在综合治疗的基础上,采用多种维生素及对症治疗可改善症状。

六、护理措施

(一)一般护理

1.饮食护理

应帮助患者制订合理、个性化的饮食计划,并鼓励和督促患者坚持执行。

(1)制订总热量。①计算理想体重(简易公式法):理想体重(kg)＝身高(cm)－105。②计算总热量:成年人休息状态下每天每千克理想体重给予热量

105～126 kJ,轻体力劳动 126～147 kJ,中度体力劳动 147～167 kJ,重体力劳动>167 kJ。儿童、孕妇、乳母、营养不良和消瘦以及伴有消耗性疾病者应酌情增加,肥胖者酌减,使体重逐渐恢复至理想体重的±5%左右。

(2)食物的组成和分配。①食物组成:总的原则是高碳水化合物、低脂肪、适量蛋白质和高纤维的膳食。碳水化合物所提供的热量占饮食总热量的 50%～60%,蛋白质的摄入量占供能比的 10%～15%,脂肪所提供的热量不超过总热量的 30%,饱和脂肪酸不应超过总热量的 7%,每天胆固醇摄入量宜<300 mg。②确定每天饮食总热量和碳水化合物、脂肪、蛋白质的组成后,按每克碳水化合物、蛋白质产热 16.7 kJ,每克脂肪产热 37.7 kJ,将热量换算为食品后制订食谱,可按每天三餐分配为 1/5、2/5、2/5 或 1/3、1/3、1/3。

(3)注意事项。①超重者,禁食油炸、油煎食物,炒菜宜用植物油,少食动物内脏、蟹黄、蛋黄、鱼子、虾子等含胆固醇高的食物。②每天食盐摄入量应<6 g,限制摄入含盐高的食物,如加工食品、调味酱等。③严格限制各种甜食:包括各种糖果、饼干、含糖饮料、水果等。为满足患者口味,可使用甜味剂。对于血糖控制较好者,可在两餐之间或睡前加水果,如苹果、梨、橙子等。④限制饮酒量,尽量不饮白酒,不宜空腹饮酒。每天饮酒量≤1 份标准量(1 份标准量为啤酒 350 mL 或红酒 150 mL 或低度白酒 45 mL,各约含乙醇 15 g)。

2.运动护理

(1)糖尿病患者运动锻炼的原则:有氧运动、持之以恒和量力而行。

(2)运动方式的选择:有氧运动为主,如散步、慢跑、快走、骑自行车、做广播体操、打太极拳和球类活动等。

(3)运动量的选择:合适的运动强度为活动时患者的心率达到个体 60% 的最大氧耗量,简易计算方法:心率=170－年龄。

(4)运动时间的选择:最佳运动时间是餐后 1 小时(以进食开始计时)。每天安排一定量的运动,至少每周 3 次。每次运动时间 30～40 分钟,包括运动前作准备活动和运动结束时的整理运动时间。

(5)运动的注意事项:①不宜空腹时进行,运动过程应补充水分,携带糖果,出现低血糖症状时,立即食用。②运动过程中出现胸闷、胸痛、视物模糊等应立即停止运动,并及时处理。③血糖>14 mmol/L,应减少活动,增加休息。④随身携带糖尿病卡以备急需。⑤运动时,穿宽松的衣服,棉质的袜子和舒适的鞋子,可以有效排汗和保护双脚。

(二)用药护理

1.口服用药的护理

指导患者正确服用口服降糖药,了解各类降糖药的作用、剂量、用法、不良反应和注意事项。

(1)口服磺胺类药物的护理:①协助患者于早餐前 30 分钟服用,每天多次服用的磺胺类药物应在餐前 30 分钟服用。②严密观察药物的不良反应。最主要的不良反应是低血糖,护士应教会患者正确识别低血糖的症状及如何及时应对和选择医疗支持。③注意药物之间的协同与拮抗。水杨酸类、磺胺类、保泰松、利血平、β 受体阻滞剂等药物与磺胺类药物合用时会产生协同作用,增强后者的降糖作用;噻嗪类利尿剂、呋塞米、依他尼酸、糖皮质激素等药物与磺胺类药物合用时会产生拮抗作用,降低后者的降糖作用。

(2)口服双胍类药物的护理:①指导患者餐中或餐后服药。②如出现轻微胃肠道反应,给予患者讲解和指导,以减轻患者的紧张或恐惧心理。③用药期间限制饮酒。

(3)口服 α-葡萄糖苷酶抑制剂类药物的护理:①应与第一口饭同时服用。②本药的不良反应有腹部胀气、排气增多或腹泻等症状,在继续使用或减量后消失。③服用该药时,如果饮食中淀粉类比例太低,而单糖或啤酒过多则疗效不佳。④出现低血糖时,应直接给予葡萄糖口服或静脉注射,进食淀粉类食物无效。

(4)口服噻唑烷二酮类药物的护理:①每天服用 1 次,可在餐前、餐中、餐后任何时间服用,但服药时间应尽可能固定。②密切观察有无水肿、体重增加等不良反应,缺血性心血管疾病的风险增加,一旦出现应立即停药。③如果发现食欲缺乏等情况,警惕肝功能损害。

2.使用胰岛素的护理

(1)胰岛素的保存:①未开封的胰岛素放于冰箱 4～8 ℃冷藏保存,勿放在冰箱门上,以免震荡受损。②正在使用的胰岛素在常温下(≤28 ℃)可使用 28 天,无须放入冰箱。③运输过程尽量保持低温,避免过热、光照和剧烈晃动等,否则可因蛋白质凝固变性而失效。

(2)胰岛素的注射途径:包括静脉注射和皮下注射。注射工具有胰岛素专用注射器、胰岛素笔和胰岛素泵。

(3)胰岛素的注射部位:皮下注射胰岛素时,宜选择皮肤疏松部位,如上臂三角肌、臀大肌、大腿前侧、腹部等。进行运动锻炼时,不要选择大腿、臂部等要活动的部位注射。注射部位要经常更换,如在同一区域注射,必须与上次注射部位相距 1 cm 以上,选择无硬结的部位。

(4)胰岛素不良反应的观察与处理:①低血糖反应。②变态反应表现为注射部位瘙痒,继而出现荨麻疹样皮疹,全身性荨麻疹少见。处理措施包括更换高纯胰岛素,使用抗组胺药及脱敏疗法,严重反应者中断胰岛素治疗。③注射部位皮下脂肪萎缩或增生时,采用多点、多部位皮下注射和及时更换针头可预防其发生。若发生则停止注射该部位后可缓慢自然恢复。④胰岛素治疗初期可发生轻度水肿,以颜面和四肢多见,可自行缓解。⑤部分患者出现视物模糊,多为晶状体屈光改变,常于数周内自然恢复。⑥体重增加以老年 2 型糖尿病患者多见,多引起腹部肥胖。护士应指导患者配合饮食、运动治疗控制体重。

(5)使用胰岛素的注意事项:①准确执行医嘱,按时注射。对 40 U/mL 和 100 U/mL 两种规格的胰岛素,使用时应注意注射器与胰岛素浓度的匹配。②长、短效或中、短效胰岛素混合使用时,应先抽吸短效胰岛素,再抽吸长效胰岛素,然后混匀,禁忌反向操作。③注射胰岛素时应严格无菌操作,防止发生感染。④胰岛素治疗的患者,应每天监测血糖 2～4 次,出现血糖波动过大或过高,及时通知医师。⑤使用胰岛素笔时要注意笔与笔芯是否匹配,每次注射前确认笔内是否有足够的剂量,药液是否变质。每次注射前安置新针头,使用后丢弃。⑥用药期间定期检查血糖、尿常规、肝肾功能、视力、眼底视网膜血管、血压及心电图等,了解病情及糖尿病并发症的情况。⑦指导患者配合糖尿病饮食和运动治疗。

(三)并发症的护理

1.低血糖的护理

(1)加强预防:①指导患者应用胰岛素和胰岛素促分泌剂,从小剂量开始,逐渐增加剂量,谨慎调整剂量。②指导患者定时定量进餐,如果进餐量较少,应相应减少药物剂量。③指导患者运动量增加时,运动前应增加额外的碳水化合物的摄入。④乙醇能直接导致低血糖,应指导患者避免酗酒和空腹饮酒。⑤容易在后半夜及清晨发生低血糖的患者,晚餐适当增加主食或含蛋白质较高的食物。

(2)症状观察和血糖监测:观察患者有无低血糖的临床表现,尤其是服用胰岛素促分泌剂和注射胰岛素的患者。对老年患者的血糖不宜控制过严,一般空腹血糖≤7.8 mmol/L,餐后血糖≤11.1 mmol/L 即可。

(3)急救护理:一旦确定患者发生低血糖,应尽快给予糖分补充,解除脑细胞缺糖状态,并帮助患者寻找诱因,给予健康指导,避免再次发生。

2.高渗高血糖综合征的护理

(1)预防措施:定期监测血糖,应激状况时每天监测血糖。合理用药,不要随意减量或停药。保证充足的水分摄入。

(2)病情监测:严密观察患者的生命体征、意识和瞳孔的变化,记录24小时出入液量等。遵医嘱定时监测血糖、血钠和渗透压的变化。

(3)急救配合与护理:①立即开放两条静脉通路,准确执行医嘱,输入胰岛素,按照正确的顺序和速度输入液体。②绝对卧床休息,注意保暖,给予患者持续低流量吸氧。③加强生活护理,尤其是口腔护理、皮肤护理。④昏迷者按昏迷常规护理。

3.糖尿病足的预防与护理

(1)足部观察与检查:①每天检查双足1次,视力不佳者,亲友可代为检查。②了解足部有无感觉减退、麻木、刺痛感;观察足部的皮肤温度、颜色及足背动脉搏动情况。③注意检查趾甲、趾间、足底皮肤有无红肿、破溃、坏死等损伤。④定期做足部保护性感觉的测试,常用尼龙单丝测试。

(2)日常保护措施:保持足部清洁,避免感染,每天清洗足部1次,10分钟左右;水温适宜,不能烫脚;洗完后用柔软的浅色毛巾擦干,尤其是脚趾间;皮肤干燥者可涂护肤软膏,但不要太油,不能常用。

(3)预防外伤:①指导患者不能赤足走路,外出时不能穿拖鞋和凉鞋,不能光脚穿鞋,禁忌穿高跟鞋和尖头鞋,防止脚受伤。②应帮助视力不好的患者修剪趾甲,趾甲修剪与脚趾平齐,并锉圆边缘尖锐部分。③冬天不要使用热水袋、电热毯或烤灯保暖,防止烫伤,同时应注意预防冻伤。夏天注意避免蚊虫叮咬。④避免足部针灸、修脚等,防止意外感染。

(4)选择合适的鞋袜:①指导患者选择厚底、圆头、宽松、系鞋带的鞋子;鞋子的面料以软皮、帆布或布面等透气性好的面料为佳;购鞋时间最好是下午,需穿袜子试穿,新鞋第1次穿20～30分钟,之后再延长穿鞋时间。②袜子选择以浅色、弹性好、吸汗、透气及散热好的棉质袜子为佳,大小适中、无破洞和不粗糙。

(5)促进肢体血液循环:①指导患者步行和进行腿部运动(如提脚尖,即脚尖提起、放下,重复20次。试着以单脚承受全身力量来做)。②避免盘腿坐或跷二郎腿。

(6)积极控制血糖,说服患者戒烟:足溃疡的教育应从早期指导患者控制和监测血糖开始。同时告知患者戒烟,因吸烟会导致局部血管收缩而促进足溃疡的发生。

（7）及时就诊：如果伤口出现感染或久治不愈，应及时就医，进行专业处理。

（四）心理护理

糖尿病患者常见的心理特征有否定、怀疑、恐惧紧张、焦虑烦躁、悲观抑郁、轻视麻痹、愤怒拒绝和内疚混乱等。针对以上特征，护理人员应对患者进行有针对性的心理护理。糖尿病患者的心理护理因人而异，但对每一个患者，护士都要做到以和蔼可亲的态度进行耐心细致、科学专业的讲解。

（1）当患者拒绝承认患病事实时，护士应耐心主动地向患者讲解糖尿病相关的知识，使患者消除否定、怀疑、拒绝的心理，并积极主动地配合治疗。

（2）有轻视、麻痹心理的患者，应耐心地向患者讲解不重视治疗的后果及各种并发症的严重危害，使患者积极地配合治疗。

（3）指导患者学习糖尿病自我管理的知识，帮助患者树立战胜疾病的信心，使患者逐渐消除上述心理。

（4）寻求社会支持，动员糖尿病患者的亲友学习糖尿病相关知识，理解糖尿病患者的困境，全面支持患者。

第七章 普外科疾病护理

第一节 急性乳腺炎

急性乳腺炎是乳腺的急性化脓性感染,多由乳汁淤积与细菌入侵所致,患者多为产后哺乳的妇女,尤其以初产妇多见,往往发生在产后 3～4 周。临床多以乳房疼痛、局部红肿、发热等急性化脓性感染症状为主。

一、病因及发病机制

(一)乳头皲裂

通常是由哺乳姿势不正确,婴儿未将乳头及大部分乳晕含吮在口内,且固定于一侧的哺乳时间过长所致。

(二)乳腺管阻塞

常见于继发性的乳汁淤积,不完全吸空乳房、不规律性经常哺乳及乳房局部受压是其主要原因。乳汁淤积也多见于乳头发育不良者,影响了哺乳的进行。另外,初产妇的乳汁中含有较多的脱落上皮细胞,更容易引起乳腺管的阻塞,使乳汁淤积加重。

(三)细菌入侵

急性乳腺炎主要的病原菌是金黄色葡萄球菌,少见于链球菌。

(1)细菌可直接经乳管侵入,因乳汁淤积潴留,容易感染。因潴留的乳汁易分解,分解的产物为酸性不仅对乳腺管有刺激,而且是细菌繁殖很好的培养基。

(2)细菌可通过乳头小创口或裂缝进入,经淋巴管侵入乳叶间质形成蜂窝织炎。

(3)产褥期产妇身体其他部位感染的病原菌,可经血液循环引起乳腺感染。

(4)另一条感染途径是由婴儿体内的病原菌在哺乳时直接沿乳腺管逆行侵入乳腺小叶,在淤积的乳汁中生长繁殖引起乳腺感染。

(四)乳汁淤积

(1)初产妇哺乳无经验,乳汁多,婴儿往往不能把乳汁吸尽,致使有多余的乳汁淤积在腺小叶中,有利于细菌生长繁殖。初产妇的乳汁中含有比较多的脱落上皮细胞,易引起乳腺管的堵塞,使乳汁淤积加重。乳汁的淤积促使急性炎症发生。

(2)初产妇如孕期不经常擦洗乳头,上皮脆弱,小儿吸吮时间过长,乳头表皮浸软,易发生皲裂,发生皲裂后婴儿吸吮引起母亲剧烈疼痛,影响充分哺乳,乳房不易排空,乳汁易淤积。此外,乳头发育不良、短平、小、内陷等,乳汁更易淤积。

二、临床表现

(一)症状

(1)哺乳期乳腺炎以初产妇多见,多发生在产后3～4周,也可发生于断奶时,6个月后婴儿已长牙,易致乳头损伤。

(2)患者感觉乳房疼痛、局部红肿、发热。

(3)一般起初有蜂窝织炎表现,数天后形成脓肿。

(4)可形成乳房后脓肿,严重者可并发脓毒症。

(5)非哺乳期乳腺炎的发病高峰在20～40岁,50％以上患者为未婚未育的年轻女性。非哺乳期乳腺炎囊括了婴儿期、青春期、绝经期和老年期。

(6)乳房痛,脓肿形成,全身炎症反应轻。

(7)常有乳房反复炎症及疼痛史,可有反复手术引流史。

(二)体征

1.哺乳期乳腺炎

(1)乳房局部红肿,压痛。

(2)随着炎症发展,患者可有寒战、高热、脉搏加快等表现。

(3)常有患侧淋巴结肿大、压痛。

(4)形成脓肿后,脓肿可以是单房或多房性,可向外溃破。

2.非哺乳期乳腺炎

(1)非哺乳期乳腺炎是一种非细菌性、有自愈过程的炎症表现。

(2)乳房压痛,脓肿形成。

（3）部分病例脓肿可自行穿破、流脓。

（4）全身反应较轻。

（5）瘘管可与乳头附近的输乳管相通,经久不愈,严重者多发瘘管及乳房变形。

三、辅助检查

（一）血常规检查

白细胞计数明显增高,有核左移表现。

（二）B超检查

初期无明显变化,疾病进展可有脓腔形成,甚至形成乳房后脓肿。

（三）细针穿刺活检和病理学检查

在压痛最明显的炎症区域进行穿刺,抽到脓液表示脓肿已形成,病理学以脓细胞为主,脓液应做细菌培养及药物敏感试验。

四、治疗

（一）非手术治疗

1.哺乳期乳腺炎

原则是消除感染、排空乳汁。有蜂窝织炎表现而未形成脓肿前,应用抗生素可获得良好的效果。

（1）主要病原菌为金黄色葡萄球菌,可不必等待细菌培养结果,应用青霉素治疗。

（2）若患者青霉素过敏,则应用红霉素。

（3）如果治疗后病情无明显改善,应重复穿刺证明有无脓肿形成,并根据细菌培养结果指导用药。

2.非哺乳期乳腺炎

根据临床表现选择治疗方案,有感染时可应用抗生素治疗。

（二）手术治疗

1.哺乳期乳腺炎

脓肿形成后,主要治疗措施是及时做脓肿切开引流。

2.非哺乳期乳腺炎

脓肿形成可行脓肿引流术加扩创。反复手术引流复发者可考虑做皮下乳房切除术或全乳切除术。部分年轻患者可同期或择期选择做乳房再造术。

五、护理措施

(一)饮食与休息

指导患者进食含有高热量、高蛋白、高维生素、低脂肪且易消化的流质和半流质饮食,鼓励患者多饮水,以增强自身的抵抗力,全身症状重者应静脉输液,患者应卧床休息。保持室内通风,室温控制在 18～22 ℃,湿度在 50%～60%。

(二)对症护理

高热时及时给予降温。出汗后及时更换衣服,以防感冒。患者出现寒战时给予保暖,加盖棉被、毛毯或使用热水袋、饮热开水等。

(三)病情观察

定时检测生命体征的变化,了解白细胞计数及分类变化,必要时做血或脓液细菌培养及药物敏感试验。

(四)控制感染

遵医嘱早期应用抗生素,并注意观察用药效果和不良反应。

(五)患侧乳房的护理

(1)促使乳汁通畅排出,患乳暂停哺乳,定时使用吸乳器吸净积乳。

(2)促进乳房血液循环,减轻疼痛,指导患者使用合适的乳罩托起乳房,并减少对患侧乳房的触碰。

(3)炎症初期应做局部物理疗法及药物外敷,促使炎症消散或局限。脓肿形成后,协助医师进行脓肿切开引流术,术后保持引流通畅,注意观察引流液的量和性质,并及时更换敷料。

第二节 乳 腺 癌

乳腺癌是乳腺上皮细胞在多种致癌因子的作用下,发生增殖失控的现象,是女性常见的恶性肿瘤之一,发病率位居女性恶性肿瘤的首位,严重危害妇女的身心健康。

一、病因

乳腺癌的病因尚不清楚,到目前为止科学家还未找到乳腺癌的确切致癌原因,但已经发现诸多与乳腺癌发病有关的高危因素。随着乳腺癌高危因素不断积聚,其患病风险就会增大。

(一)基本病因

乳腺是多种内分泌激素的靶器官,其中雌酮及雌二醇与乳腺癌的发病有直接关系。月经初潮年龄早(<12 岁)、绝经年龄晚(>55 岁)、不孕及初次生育年龄晚(>30 岁)、哺乳时间短、停经后进行雌激素替代疗法等,均可增加或延长体内雌激素的暴露,与乳腺癌发病密切相关。

此外,遗传因素也是乳腺癌发病的高危因素。一级亲属(如父母、子女及兄弟姐妹)中有乳腺癌病史者,发病风险是普通人群的 2～3 倍。

(二)诱发因素

除上述高危因素外,尚有一些生活方式与乳腺癌的发病有一定的关系。例如,营养过剩、肥胖、高脂饮食、过度饮酒等会增加乳腺癌的发病率。

二、临床表现

(一)乳房肿块

乳房肿块是乳腺癌早期最常见的症状。将乳腺以十字交叉分区,肿块常位于外上限,多为单侧单发,质硬,边缘不规则,表面欠光滑,不易被推动。大多数乳腺癌为无痛性肿块,少数病例伴有不同程度的隐痛或刺痛。

(二)乳房皮肤异常

乳房肿块常易侵犯周围局部组织,出现多种体征。当肿块侵犯腺体与皮肤之间的韧带时,可牵拉皮肤形成凹陷,状如酒窝,故称"酒窝征"。当癌细胞阻塞了淋巴管时,可造成淋巴水肿,乳腺皮肤呈橘皮样改变,又称"橘皮征"。当癌细胞浸润到皮内生长时,可在主病灶周围形成散在的皮肤硬性结节,即"皮肤卫星结节"。

特殊类型的乳腺癌,如炎性乳腺癌,乳房皮肤表现为红肿、增厚、变硬,出现橘皮样外观,逐渐变成似淤血的紫红色。

(三)乳头、乳晕异常

当肿块侵犯乳头或乳晕下区时,可因牵拉乳头,使其凹陷、偏向,甚至完全缩入乳晕后方。

特殊类型的乳腺癌,如乳头湿疹样癌,表现为单侧乳头、乳晕及其周围皮肤瘙痒,出现红色斑片状湿疹样外观,表面多有渗出结痂或角化脱屑,严重时可形成溃疡。

(四)乳头溢液

部分乳腺癌患者在非生理状态下(如妊娠和哺乳期),单侧乳房可出现乳头溢液,液体的性质多为血性、浆液性或水样。

(五)腋窝淋巴结肿大

当乳腺癌发生癌细胞脱落,可侵犯周围淋巴管,并向其局部淋巴引流区转移。初期患者多表现为同侧腋窝淋巴结肿大,肿大的淋巴结尚可活动。

随后,淋巴结由小变大、由少变多,最后相互融合固定。当病情继续发展,可在锁骨上和对侧腋窝摸到转移的淋巴结。

三、辅助检查

(一)体格检查

用于乳腺癌的初筛,判断初诊患者是否存在乳房异常迹象(如乳房肿块、乳房皮肤改变、乳头溢液等),以及淋巴结的情况。后期需结合其他辅助检查结果进行诊断。

(二)影像学检查

1.乳腺钼靶

广泛用于乳腺癌的筛查,其优势在于看钙化灶,尤其是一些细小钙化灶(可能是极早期乳腺癌的表现)。

2.乳腺超声

用于乳腺癌的诊断及鉴别诊断,能够对肿块的性质作出判断。对于年轻、妊娠、哺乳期妇女,可作为首选的影像学检查。

3.乳腺磁共振成像

乳腺磁共振成像用于乳腺癌的分期评估,对发现微小病灶、多中心、多病灶及评价病变范围有优势。

(三)组织活检

用于疑似乳腺癌,影像学又不能明确的患者,可将肿块连同周围乳腺组织一同切除,做组织病理学检查。

除了直接切除,还可以在超声引导下对肿块穿刺,取出少量肿块组织进行病理学检查。

(四)乳腺癌肿瘤标志物检查

常见检查指标包括血清癌胚抗原、血清癌抗原 125 等,为确诊乳腺癌提供补充依据,以及对术后复发、转移情况进行监控。

四、治疗

(一)手术治疗

1.手术治疗原则

乳腺癌手术范围包括乳腺和腋窝淋巴结两部分。乳腺手术有肿瘤扩大切除术和全乳切除术。腋窝淋巴结可行前哨淋巴结活检和腋窝淋巴结清扫,除原位癌外,均需了解腋窝淋巴结状况。选择手术术式应综合考虑肿瘤的临床分期和患者的身体状况。

2.乳腺手术

(1)乳房切除手术:适应证为 TNM 分期中 0、Ⅰ、Ⅱ 期及部分Ⅲ期且无手术禁忌证的患者。主要采用的是乳腺癌改良根治术。

(2)保留乳房手术:严格掌握保乳手术适应证。实施保乳手术应具备保乳手术切缘的组织学检查设备与技术,保证切缘阴性;保乳术后放疗的设备与技术。保乳手术适用于患者有保乳意愿,乳腺肿瘤可以完整切除,达到阴性切缘,并可获得良好的美容效果。年轻不作为保乳手术的禁忌证,≤35 岁的患者有相对较高的复发和再发乳腺癌的风险,在选择保乳时,应向患者充分交代可能存在的风险。

(二)放疗

1.早期乳腺癌保乳术后放疗

原则上所有保乳手术后的患者均需进行放疗,可选择常规放疗或适形调强放疗。70 岁以上、TNM 分期为Ⅰ期、激素受体阳性的患者可以考虑选择单纯内分泌治疗。

2.乳腺癌改良根治术后放疗

对术后全身治疗包括化疗或(和)内分泌治疗者,有高危因素存在,需在术后行放疗。

3.乳腺癌新辅助化疗后、改良根治术后放疗

放疗指征与未接受新辅助化疗者相同。

4.乳腺癌根治术或改良根治术后局部区域复发的放疗

胸壁和锁骨上淋巴引流区是乳腺癌根治术或改良根治术后复发最常见的部位。胸壁单个复发原则上手术切除肿瘤后进行放疗;若手术无法切除,应先进行放疗。既往未做过放疗的患者,放疗范围应包括全部胸壁和锁骨上/下区域。锁骨上复发的患者如既往未进行术后放疗,照射靶区需包括患侧全胸壁。如腋窝或内乳淋巴结无复发,无须预防性照射腋窝和内乳区。既往做过放疗的复发患者,必要时设小野局部照射。局部区域复发患者在治疗前需取得复发灶的细胞学或组织学诊断。

(三)化疗

1.晚期乳腺癌化疗

(1)符合下列某一条件的患者首选化疗:①患者年龄<35岁;②疾病进展迅速,需要迅速缓解症状;③存在有症状的内脏转移。

(2)化疗药物与方案:①多种药物对于治疗乳腺癌均有效,其中包括蒽环类、紫杉类、长春瑞滨、卡培他滨、吉西他滨、铂类药物等。②应根据患者特点、治疗目的,制定个体化方案。③序贯单药化疗适用于转移部位少、肿瘤进展较慢、无重要器官转移的患者,注重考虑患者的耐受性和生活质量。④联合化疗适用于病变广泛且有症状,需要迅速缩小肿瘤的患者。⑤既往使用过的化疗药物应避免再次使用。

2.新辅助化疗

新辅助化疗是指为降低肿瘤临床分期,提高切除率和保乳率,在手术或手术加局部放疗前,首先进行全身化疗的一种治疗方法。

(1)适应证:①临床分期为Ⅲ$_A$(不含 T_3,N_1,M_0)、Ⅲ$_B$、Ⅲ$_C$;②临床分期为Ⅱ$_A$、Ⅱ$_B$、Ⅲ$_A$(仅 T_3,N_1,M_0)期,除了肿瘤大小以外,符合保乳手术的其他适应证。

(2)化疗方案:术后辅助化疗方案均可应用于新辅助化疗,推荐含蒽环类和(或)紫杉类药物的联合化疗方案。

(四)内分泌治疗

1.晚期乳腺癌的内分泌治疗

(1)首选内分泌治疗的适应证:①患者年龄>35岁;②无病生存期>2年;③仅有骨和软组织转移;④或存在无症状的内脏转移。

(2)药物选择与注意事项:①根据患者月经状态选择适当的内分泌治疗药

物。一般绝经前患者优先选择三苯氧胺,亦可联合药物或手术去势。绝经后患者优先选择第三代芳香化酶抑制剂,通过药物或手术达到绝经状态的患者也可以选择芳香化酶抑制剂。②三苯氧胺和芳香化酶抑制剂失败的患者,可以考虑换用其他内分泌药物。

2.辅助内分泌治疗

(1)适应证:激素受体阳性的早期乳腺癌。

(2)药物选择与注意事项:①绝经前患者辅助内分泌治疗首选三苯氧胺。②绝经前高复发风险的患者,可以联合卵巢抑制/切除。③三苯氧胺治疗期间,如果患者已经绝经,可以换用芳香化酶抑制剂。④绝经后患者优先选择第三代芳香化酶抑制剂,建议起始使用。⑤不能耐受芳香化酶抑制剂的绝经后患者,仍可选择三苯氧胺。⑥术后辅助内分泌治疗的治疗期限为 5 年。⑦针对具有高复发风险因素的患者,可以延长内分泌治疗时间,延长用药仅针对第三代芳香化酶抑制剂。⑧激素受体阴性的患者,不推荐进行辅助内分泌治疗。

(五)靶向治疗

目前,针对 HER-2 阳性的乳腺癌患者可进行靶向治疗,主要药物是曲妥珠单克隆抗体。

五、护理措施

(一)病情观察

观察生命体征、两侧乳房的情况、放疗反应及放射野皮肤情况、有无胸痛、气急、骨痛、黄疸等肺、骨、肝的远处转移。

(二)饮食护理

进食富含高蛋白、高热量、维生素和膳食纤维的食物,避免高脂肪饮食,戒烟酒,禁服含雌激素的保健品。

(三)休息和体位

自动体位,适当活动。

(四)用药护理

(1)静脉输注化疗药物前给患者讲解应用中心静脉置管的必要性。拒绝中心静脉置管者要签署《化疗药物外周静脉滴注同意书》,并告知可能出现的不良反应及后果。

(2)化疗时按药物使用说明的要求调节滴速,加强巡视,防止药物外渗。

（3）密切观察和发现化疗药物的毒性反应,及时给予处理。

（4）遵医嘱应用止痛药物、靶向药物、内分泌药物,并指导用药方法,观察药物作用及不良反应情况。

（五）放疗护理

（1）保护放射野标记的完好。

（2）保护受照射皮肤,内衣宜柔软、宽大、吸湿性强;照射部位忌用肥皂和粗毛巾擦洗;局部不可粘贴胶布或涂抹乙醇及刺激性油膏;避免冷热刺激,避免阳光直射。

（3）放射野皮肤如有红、肿、疼痛、破溃,及时报告医师,给予对症处理。

（六）家庭护理

1.复查

遵医嘱定期复诊,注意携带胸部影像资料及病历资料。

2.饮食指导

进食富含高蛋白、高热量、维生素和膳食纤维的食物,避免高脂肪饮食,戒烟酒,禁服含雌激素的保健品。

3.患肢指导

（1）根治术后患者,患肢不能采血、注射、静脉输液或测血压。

（2）避免患肢循环不畅,不要在患侧上肢戴过紧的首饰,穿过紧的衣服,患肢避免持物过久或拿重物,避免长时间做向下甩臂的动作;做家务时戴手套,避免用过热的水。

（3）如有轻微水肿,可抬高患肢,使用弹力袖套;限制盐的摄入;局部避免过热或受伤,如水肿不缓解或加重,及时就诊。

4.生活指导

乳腺癌术后身体恢复后不影响夫妻生活,对有生育要求的患者,术后5年内避免妊娠。

5.随诊

放疗后2～10周如出现刺激性咳嗽、呼吸困难、体温升高,应警惕放射性肺炎,应及时就诊,并带好疾病相关资料。

第三节 急性阑尾炎

急性阑尾炎是普外科最常见的急腹症,主要表现为转移性右下腹痛、阑尾点压痛及反跳痛,其发病率约为 1/1 000,以青年最为多见,男性多于女性,其比值为(2～3)∶1。

一、病因

(一)梗阻

阑尾为一细长的管道,仅一端与盲肠相通,一旦梗阻可使管腔内分泌物积存、内压增高,压迫阑尾壁阻碍远侧血运。在此基础上管腔内细菌侵入受损黏膜,易致感染。梗阻为急性阑尾炎发病常见的基本因素。

(二)感染

其主要因素为阑尾腔内细菌的直接感染。阑尾腔因与盲肠相通,因此具有与盲肠腔内相同的以大肠杆菌和厌氧菌为主的菌种和数量。若阑尾黏膜稍有损伤,细菌侵入管壁,引起不同程度的感染。

(三)其他

被认为与发病有关的其他因素中有因腹泻、便秘等胃肠道功能障碍引起内脏神经反射,导致阑尾肌肉和血管痉挛,一旦超过正常强度,可以产生阑尾管腔狭窄、血供障碍、黏膜受损,细菌入侵而致急性炎症。此外,急性阑尾炎发病与饮食习惯、便秘和遗传等因素有关。

二、临床表现与体征

(一)临床表现

1.腹痛

腹痛是急性阑尾炎最常见的症状。70%～80%患者可出现典型的转移性右下腹痛,即腹痛发作始于上腹,逐渐移向脐部,6～8 小时转移并局限在右下腹,但也有部分患者发病时即出现右下腹痛。

不同病理类型的阑尾炎,其腹痛也有差异,单纯性阑尾炎可表现为轻度隐痛;化脓性阑尾炎可表现为阵发性腹痛和剧痛;坏疽性阑尾炎呈持续性剧烈腹痛;穿孔性阑尾炎因阑尾腔压力骤降,腹痛可暂时性缓解,但出现腹膜炎后,腹痛又持续加剧。

不同位置的阑尾炎,腹痛部位也有区别,盲肠后位阑尾炎可呈右侧腰部疼痛;盆位阑尾炎呈耻骨上区腹痛;肝下区阑尾炎可呈右上腹痛,极少数左位阑尾可出现左下腹痛。

2.胃肠道症状

90%患者可出现各种胃肠道症状,发病早期即可出现厌食、恶心和呕吐症状,少数可发生便秘、腹泻。盆位阑尾炎可由炎症刺激直肠和膀胱引起排便、里急后重等症状;弥漫性腹膜炎可引起麻痹性肠梗阻,出现腹胀、排气及排便减少等症状。

3.全身症状

早期可出现乏力,体温多为正常或低热。炎症加重或合并穿孔可出现高热、寒战、脉速等全身中毒症状。如发生化脓性门静脉炎可出现寒战、高热和轻度黄疸。

(二)体征

1.右下腹压痛

右下腹压痛是急性阑尾炎最常见的重要体征。压痛点通常位于麦氏点,可随阑尾位置的变异而改变,但压痛点始终在一个固定的位置上。发病早期腹痛尚未转移至右下腹时,右下腹即可出现固定压痛,且压痛的程度与病变程度相关。当炎症加重,压痛的范围也随之扩大;当阑尾穿孔时,疼痛和压痛的范围可波及全腹,但此时仍以阑尾所在位置的压痛最明显,可用叩诊来检查更为准确。也可嘱患者左侧卧位,体检效果会更好。老年人对压痛的反应较轻。

2.腹膜刺激征

腹膜刺激征主要包括反跳痛、腹肌紧张、肠鸣音减弱或消失等,提示阑尾炎症加重,可能出现化脓、坏疽或穿孔等病理改变。腹膜炎范围扩大,说明局部腹腔内有渗出或阑尾穿孔。但是儿童、老人、妊娠妇女、肥胖者、虚弱者或盲肠后位阑尾炎患者腹膜刺激征可不明显。

3.右下腹包块

如体检发现右下腹饱满,扪及一压痛性包块,边界不清,固定,应考虑阑尾周围脓肿的诊断。

4.其他辅助性体征

(1)结肠充气试验:患者仰卧位,用右手压住左下腹降结肠部,再用左手按压近端结肠,结肠内气体可传至盲肠和阑尾,引起右下腹疼痛者为阳性。

(2)腰大肌试验:患者左侧卧位,将右大腿后伸,引起右下腹疼痛者为阳性,说明阑尾靠近腰大肌处。

(3)闭孔内肌试验:患者仰卧位,将右髋和右膝均屈曲 90°,然后被动向内旋转,引起右下腹疼痛者为阳性,提示阑尾位置较低,靠近闭孔内肌。

(4)直肠指诊:如阑尾位于盆腔或阑尾炎症波及盆腔,指诊时可在直肠右前方触痛。当阑尾穿孔时直肠前壁压痛广泛;当形成阑尾周围脓肿时,有时可触及痛性肿块。

三、辅助检查

(一)实验室检查

多数急性阑尾炎患者的白细胞计数和中性粒细胞比例升高。白细胞计数升高到$(10\sim20)\times10^9/L$,可发生核左移。单纯性阑尾炎或老年患者,白细胞计数可无明显升高。尿液分析常无异常,如尿液中出现少量红细胞,说明炎性阑尾刺激右侧输尿管或膀胱,有明显血尿说明存在泌尿系统的原发病变。

(二)影像学检查

1.腹部 X 线片

可见盲肠扩张和液-气平面,如穿孔可见气腹征和横结肠扩张等。

2.B 超检查

可显示阑尾呈低回声的管状结构,压之形态不改变,较僵硬,横切面呈同心圆样靶状图形,阑尾周围脓肿时可见包块影。

3.CT 检查

可见阑尾增粗、壁厚和周围组织炎性改变等,还可用于发现周围脓肿和炎性肿块,观察腹部和盆腔器官其他病情。

4.腹腔镜检查

腹腔镜检查是除手术外诊断阑尾最为肯定的方法。对于有条件的单位,腹腔镜检查也可用于诊断急性阑尾炎并同时做阑尾切除术。

四、治疗

(一)非手术治疗

仅限于单纯性阑尾炎及急性阑尾炎的早期阶段,患者不接受手术治疗、客观条件不允许或伴有其他严重器质性疾病,有手术禁忌证者。主要措施包括卧床、禁食、选择有效的抗生素、补充水和电解质及营养支持。

(二)手术治疗

绝大多数急性阑尾炎一旦确诊,应早期施行阑尾切除术,手术前应积极准备,补充水、电解质,预防性使用抗生素,有助于预防术后感染的发生。根据不同的病理变化和患者条件,采用不同的手术方式。

1.急性单纯性阑尾炎

行阑尾切除术,切口行一期缝合。有条件的也可采用经腹腔镜阑尾切除术。

2.急性化脓性或坏疽性阑尾炎

行阑尾切除术,腹腔如有脓液,应吸出后清洗,注意保护切口,行一期缝合。

3.穿孔性阑尾炎

宜采用右下腹经腹直肌切口,利于术中探查和确诊,切除阑尾,清除腹腔脓液或冲洗腹腔,根据情况放置腹腔引流管。术中注意保护切口,冲洗切口,行一期缝合。术后注意观察切口,有感染时及时引流。

4.阑尾周围脓肿

阑尾脓肿尚未破溃穿孔时应按急性化脓性阑尾炎处理。如脓肿扩大,无局限趋势,宜先行 B 超检查,确定切口部位后行手术切开引流,并尽量行阑尾切除,再通过 U 字缝合关闭阑尾开口的盲肠壁,防止肠瘘发生。术后加强支持治疗,合理使用抗生素。

(三)阑尾切除术的技术要点

1.麻醉

一般采用硬脊膜外麻醉,也可采用局部麻醉。

2.切口选择

一般情况下宜采用右下腹麦氏切口或横切口。如诊断不明确或腹膜炎较广泛,应采用右下腹经腹直肌探查切口,以便术中进一步探查和清除脓液。切口应加以保护,防止被污染。

3.寻找阑尾

一般沿盲肠、回肠末端和回肠系膜追踪至盲肠 3 条结肠带的汇合处即可寻见。如仍未找到阑尾,应考虑盲肠后位阑尾,可用手指探查盲肠后方,或剪开盲肠外侧腹膜,将盲肠外翻即可显露盲肠后方的阑尾。

4.处理阑尾系膜

提取阑尾系膜,于阑尾根部相应位置钳夹、切断系膜后确切结扎或缝扎。如阑尾系膜肥厚或较宽,应分次钳夹、切断后结扎或缝扎系膜。

5.处理阑尾根部

距根部 0.5 cm 处轻轻钳夹阑尾后用丝线结扎阑尾,在距结扎线远侧 0.5 cm 处切断阑尾,残端用碘酊、乙醇涂擦处理,最后于盲肠壁上缝荷包线将阑尾残端埋入。于盲肠壁距阑尾根部周围 1.0 cm 处行浆肌层荷包缝合,勿将阑尾系膜缝在内,针距为 2~3 mm。荷包缝合不宜过大,防止肠壁内翻过多,形成无效腔。最后在无张力情况下将系膜绑扎在盲肠端缝线下覆盖加固。

6.特殊情况下阑尾切除术

(1)阑尾尖端粘连固定:可先将阑尾于根部结扎切断,残端处理后再分段切断阑尾系膜,最后切除整个阑尾。

(2)盲肠后位阑尾,宜剪开侧腹膜,将盲肠向内翻,显露阑尾后将其切除,再将侧腹膜缝合。

(3)盲肠水肿不宜用荷包缝合时,宜用 8 字或 U 字缝合。

(4)局部渗出或脓液不多,用纱布多次蘸净,不要用生理盐水冲洗,以防炎症扩散。如已穿孔,脓液较多,应彻底清除腹腔脓液或冲洗腹腔并放置引流管。

(5)如合并移动盲肠,阑尾切除后,应同时将盲肠皱襞折叠紧缩缝合。

五、护理措施

(一)非手术治疗患者的护理

1.加强病情观察

严密观察患者的生命体征、腹痛及腹部体征的情况。如体温升高,脉搏、呼吸增快,提示炎症较重或炎症已有扩散。

2.控制感染

遵医嘱及时使用有效抗生素。

3.缓解疼痛

卧床休息,取半卧位,右膝屈曲,该姿势使腹肌松弛,可减轻疼痛。疼痛明显者可遵医嘱给予解痉剂,禁用吗啡或哌替啶,以免掩盖病情。

4.心理护理

了解患者及家属的心理反应,适时地给其讲解有关知识,减轻患者对手术的焦虑及恐惧,使其能够积极配合治疗及护理。

5.对症护理

禁食,遵医嘱给予静脉输液,保持水、电解质平衡。高热患者可给予物理降温。便秘者禁忌灌肠和使用泻剂。

(二)手术治疗患者的护理

1.加强病情观察

监测生命体征,并准确记录。注意观察患者腹部体征变化。发现异常及时通知医师并配合处理。

2.体位和活动

患者术后采取去枕平卧位,全身麻醉清醒或硬膜外麻醉 6 小时后可取半卧位。术后应鼓励患者早期离床活动,以促进肠蠕动恢复,防止肠粘连发生。

3.饮食护理

术后禁食、胃肠减压,经静脉补液。待肛门排气后,可进流质饮食,避免甜饮料或牛奶。进流质饮食后无不适反应,可改进半流质饮食,如粥、米糊等,以后逐渐过渡为普食。

4.切口护理

保持切口敷料清洁干燥,及时更换污染敷料,并观察切口愈合情况。

(三)并发症观察及护理

1.腹腔内出血

由阑尾系膜结扎线脱落,系膜血管出血引起,表现为手术后 24 小时内腹痛、腹胀,血压进行性下降、脉搏增快、面色苍白。应立即平卧、吸氧、补液、输血,报告医师,做好手术止血准备。

2.切口感染

化脓性、坏疽性及穿孔性阑尾炎术后易发生切口感染。手术后 2～3 天,切口疼痛,局部红肿、压痛,按压有波动感,可确定为切口感染。应报告医师,穿刺抽脓或拆线敞开切口,清除坏死组织和异物,放置引流管,定期换药直到愈合。

3.腹腔脓肿

常发生于年老体弱,或者穿孔性阑尾炎术中腹腔脓液清理引流不彻底的患者。表现为手术后 5～7 天体温再次升高,腹痛、腹胀,大便次数增多,伴有里急后重,护理同急性腹膜炎患者的护理。

4.粪瘘

多由阑尾残端结扎线脱落、盲肠损伤或并发盲肠结核、癌等引起,很少见。表现为发热、腹痛、切口有气体及粪便样物溢出,不易愈合。应加强皮肤护理,局部可涂氧化锌软膏,防止皮肤糜烂。多数粪瘘经非手术治疗可闭合自愈。如长期不愈合需要进行手术修补。

5.粘连性肠梗阻

阑尾切除术后发生肠粘连的机会较多,与局部炎症、手术损伤、异物、术后活动等多种因素有关。手术后应早期离床活动,预防肠粘连的发生。

第八章 妇产科疾病护理

第一节 阴 道 炎

阴道炎是导致外阴阴道症状如瘙痒、灼痛、刺激和异常流液的一组疾病。正常健康妇女阴道由于解剖组织的特点对病原体的侵入有自然防御的功能。如阴道口的闭合,阴道前后壁紧贴,阴道上皮细胞在雌激素影响下的增生和表层细胞角化,阴道酸碱度保持平衡,使适应碱性的病原体的繁殖受到抑制,而颈管黏液呈碱性,当阴道的自然防御功能受到破坏时,病原体易于侵入,导致阴道炎症。

一、分类

(一)滴虫阴道炎

滴虫阴道炎是由阴道毛滴虫引起的常见阴道炎症,也是常见的性传播疾病。约60%的患者合并有细菌性阴道病。

(二)外阴阴道假丝酵母病

外阴阴道假丝酵母病是由假丝酵母引起的常见外阴阴道炎症。国外资料显示,约75%妇女一生中至少患过1次阴道假丝酵母病,45%的妇女经历过2次或2次以上的发病。

(三)细菌性阴道病

细菌性阴道病是由阴道内正常菌群失调所致的一种混合感染,但临床及病理特征无炎症改变。

(四)萎缩性阴道炎

常见于自然绝经或人工绝经后妇女,也可见于产后闭经或药物假绝经治疗的妇女。

二、发病机制

(一)滴虫阴道炎

病原体为阴道毛滴虫,滴虫寄生在阴道皱襞及腺体中,月经后 pH 为 5.2~6.6,使隐藏的滴虫得以生长繁殖,引起炎症发作;同时滴虫能消耗氧或吞噬阴道上皮细胞内的糖原,阻碍乳酸生成,致阴道 pH 升高,同时使阴道成为厌氧环境,致厌氧菌繁殖,约 60%患者合并细菌性阴道病。性交直接传播是主要的传播方式,也可间接传播。

(二)外阴阴道假丝酵母病

病原体为假丝酵母,属机会致病,当阴道 pH 为 4.0~4.7 时,易诱发感染。10%~20%的非孕妇女及 30%的孕妇阴道中有此菌寄生,但菌量极少,并不引起症状。

(三)细菌性阴道病

阴道内乳酸杆菌减少,加德拉杆菌及厌氧菌等增加导致内源性混合感染。促使阴道菌群发生变化的原因不清,推测可能与频繁性交、多个性伴侣或阴道灌洗使阴道环境碱化有关。

(四)萎缩性阴道炎

萎缩性阴道炎是由雌激素水平降低、局部抵抗力下降引起的以需氧菌感染为主的炎症。

三、辅助检查

(一)滴虫阴道炎

阴道分泌物湿片法,镜下见到活动的阴道毛滴虫。

(二)外阴阴道假丝酵母病

阴道分泌物检查,发现假丝酵母的芽孢或假菌丝。

(三)细菌性阴道病

线索细胞呈阳性;阴道 pH>4.5(通常为 4.7~5.7,多为 5.0~5.5);胺臭味试验呈阳性。

(四)萎缩性阴道炎

阴道分泌物检查镜下见大量基底细胞及白细胞,无滴虫及假丝酵母。

四、治疗

(一)滴虫阴道炎

切断传染途径,杀灭阴道毛滴虫,恢复阴道正常酸碱度,保持阴道自净功能。需全身用药、局部用药,强调性伴侣治疗。

(二)外阴阴道假丝酵母病

消除诱因,根据病情选择局部或全身应用抗真菌药物。

(三)细菌性阴道病

主要采用针对厌氧菌的治疗。

(四)萎缩性阴道炎

补充雌激素,增加阴道抵抗力,抑制细菌生长。

五、护理评估

(一)健康史

1.一般资料

年龄、月经史、婚育史,是否处在妊娠期。

2.既往疾病史

是否患有糖尿病,有无卵巢手术史或盆腔放疗史。

3.特殊治疗史

是否使用雌激素、免疫抑制剂或长期应用抗生素等。

4.阴道炎病史

既往有无阴道炎,曾做过何种检查,治疗经过及效果;本次症状出现与月经周期的关系。

5.个人生活史

了解个人卫生习惯。

(二)高危因素

1.滴虫阴道炎

不良性行为、不良卫生习惯。

2.外阴阴道假丝酵母病

常见发病诱因有妊娠、糖尿病或大量应用免疫抑制剂及广谱抗生素。

3.细菌性阴道病

频繁性交、多个性伴侣或阴道灌洗。

4.萎缩性阴道炎

绝经、卵巢手术、盆腔放疗、药物性闭经。

(三)心理-社会因素

1.对健康问题的感受

是否认为是"小问题",不予重视而延误治疗。

2.对疾病的反应

是否因与"性"相关而羞于就诊;是否因疾病反复发作或久治不愈而产生心理压力,出现焦虑和抑郁症状。

3.家庭、社会及经济状况

是否存在性伴侣同时治疗障碍。

六、护理措施

(一)一般护理

病室整洁、安静,保持环境清洁、舒适,注意室内空气流通,避免发生交叉感染。测量生命体征,定期巡视病室,细致观察病情变化及治疗反应等。

(二)症状护理

1.阴道分泌物增多

观察阴道分泌物的颜色、性状、气味及量,选择合适的药液进行阴道冲洗。滴虫性阴道炎、细菌性阴道病及萎缩性阴道炎,选用1％乳酸液或0.1％～0.5％醋酸液,增加阴道酸度;阴道假丝酵母病选碱性溶液。在不清楚阴道炎的种类时,不可滥用冲洗液,指导患者勤换会阴垫及内裤,保持外阴清洁干燥。

2.外阴瘙痒与灼痛

嘱患者尽量避免搔抓,防止外阴部皮肤破损,炎症急性期减少活动,避免摩擦外阴。

(三)用药护理

1.用药选择

(1)滴虫阴道炎:主要药物为甲硝唑及替硝唑。方法:全身用药。初次治疗可选择甲硝唑或替硝唑2 g,单次口服;或甲硝唑400 mg,每天2次,连服7天。口服药物的治愈率为90％～95％。对妊娠期阴道炎患者,为防止新生儿呼吸系统和生殖系统感染,可应用甲硝唑2 g顿服或甲硝唑400 mg,每天2次,连服7天。

(2)外阴阴道假丝酵母病:主要药物为抗真菌药物,唑类药物的疗效高于制霉菌素。全身用药和局部用药疗效相似。局部用药:可选用咪康唑栓剂,每晚1粒(200 mg),连用 7 天;或每晚 1 粒(400 mg),连用 3 天;或每晚 1 粒(1 200 mg),单次用药。全身用药:对不能耐受局部用药者、未婚妇女及不愿意采用局部用药者可选用口服药物。常用药物:氟康唑 150 mg,顿服。妊娠合并外阴阴道假丝酵母病,以局部治疗为主,以 7 天疗程最佳,禁服唑类药物。

(3)细菌性阴道病:选用抗厌氧菌药物,首选甲硝唑。全身用药:甲硝唑 400 mg,口服,每天 2～3 次,连服 7 天。局部用药:含甲硝唑栓剂 200 mg,每晚 1 次,连用 7 天。

(4)萎缩性阴道炎:雌三醇软膏局部涂抹,每天 1～2 次,连用 14 天,抑制细菌生长;诺氟沙星 100 mg,放于阴道深部,每天 1 次,7～10 天为 1 个疗程;可选用中药,如保妇康栓。

2.用药指导

(1)教会患者阴道用药的正确方法,对不能自理者,协助用药。

(2)告知患者口服甲硝唑期间及停药 24 小时内、替硝唑用药期间及停药 72 小时内,禁止饮酒;哺乳期间用药,应暂停哺乳。

(3)乳腺癌或子宫内膜癌患者慎用雌激素制剂。

3.用药观察

出现不良反应,立即停药并通知医师。常见药物不良反应如下。

(1)胃肠道反应:如食欲减退、恶心、呕吐。

(2)双硫仑样反应:又称"戒酒硫样反应",主要是服用头孢菌素类抗生素,包括头孢哌酮、头孢曲松、头孢噻肟等及甲硝唑、酮康唑等药物,如果喝酒,可出现胸闷胸痛、心慌气短、面部潮红、头痛头晕、腹痛恶心等一系列症状。

(3)药物变态反应:包括局部皮肤症状和全身症状。

(4)偶见头痛、皮疹等。

4.心理护理

(1)向患者解释疾病与健康的问题,说明"小病"早治,可防"大病",引导患者重视问题并轻松面对。

(2)加强疾病知识宣传,引导患者规范治疗;对卵巢切除、放疗患者给予安慰,告知雌激素替代治疗可缓解内分泌的失衡,减轻因疾病带来的烦恼,消除心理压力,增强治疗疾病的信心。

(3)与家属沟通,让其多关心患者,包括说服其性伴侣同时治疗。

第二节 子宫颈炎

子宫颈炎是指子宫颈发生的急性/慢性炎症,是妇科常见疾病之一,包括子宫颈阴道部炎症及子宫颈管黏膜炎症。临床上分为急性子宫颈炎和慢性子宫颈炎。临床多见的子宫颈炎是急性子宫颈管黏膜炎,若急性子宫颈炎未经及时诊治或病原体持续存在,可导致慢性子宫颈炎症。

一、病因及发病机制

(1)由于子宫颈管黏膜上皮为单层柱状上皮,抗感染能力较差,当遇到多种病原体侵袭、物理和化学因素刺激、机械性子宫颈损伤、子宫颈异物等,引起子宫颈局部充血、水肿,上皮变性、坏死,黏膜、黏膜下组织、腺体周围大量中性粒细胞浸润,或子宫颈间质内有大量淋巴细胞、浆细胞等慢性炎细胞浸润,可伴有子宫颈腺上皮及间质增生和鳞状上皮化生。因子宫颈阴道部鳞状上皮与阴道鳞状上皮相延续,亦可由阴道炎症引起子宫颈阴道部炎症。

(2)病原体种类:①性传播疾病的病原体,主要是淋病奈瑟菌及沙眼衣原体。②内源性病原体与细菌性阴道病病原体、生殖道支原体感染有关。

二、临床表现

(一)症状

1.急性子宫颈炎

阴道分泌物增多,呈黏液脓性,阴道分泌物的刺激可引起外阴瘙痒及灼热感;可出现月经间期出血、性交后出血等症状;常伴有尿道症状,如尿急、尿频、尿痛。

2.慢性子宫颈炎

患者多无症状,少数患者可有阴道分泌物增多,呈淡黄色或脓性,偶有接触性出血、月经间期出血,偶有分泌物刺激引起外阴瘙痒或不适。

(二)体征

1.急性子宫颈炎

检查见脓性或黏液性分泌物从子宫颈管流出,用棉拭子擦拭子宫颈管时,容易诱发子宫颈管内出血。

2.慢性子宫颈炎

检查可见子宫颈呈糜烂样改变,或有黄色分泌物覆盖子宫颈口或从子宫颈管流出,也可见子宫颈息肉或子宫颈肥大。

三、辅助检查

(一)实验室检查

分泌物涂片做革兰氏染色,中性粒细胞>30/HP;阴道分泌物湿片检查白细胞>10/HP;做淋菌奈瑟菌及沙眼衣原体检测,以明确病原体。

(二)宫腔镜检查

镜下可见血管充血,子宫颈黏膜及黏膜下组织、腺体周围大量中性粒细胞浸润,腺腔内可见脓性分泌物。

(三)子宫颈细胞学检查

子宫颈刮片、子宫颈管吸片,与子宫颈上皮瘤样病变或早期子宫颈癌相鉴别。

(四)阴道镜及活组织检查

必要时进行检查,以明确诊断。

四、治疗

(一)急性子宫颈炎

主要为抗生素药物治疗,可根据不同情况采用经验性抗生素治疗及针对病原体的抗生素治疗。

(二)慢性子宫颈炎

不同病变采用不同治疗方法。以局部治疗为主,方法有物理治疗、药物治疗、手术治疗。对表现为糜烂样改变者,若为无症状的生理性柱状上皮异位,无须处理。

五、护理评估

(一)健康史

1.一般资料

年龄、月经史、婚育史,是否处在妊娠期。

2.既往疾病史

详细了解有无阴道炎、性传播疾病及子宫颈炎症的病史,包括发病时间、病程经过、治疗方法及效果。

3.既往手术史

详细询问分娩手术史,了解阴道分娩时有无子宫颈裂伤;是否做过妇科阴道手术及有无子宫颈损伤、感染史。

4.个人生活史

了解个人卫生习惯,分析可能的感染途径。

(二)高危因素

(1)性传播疾病,患者年龄＜25 岁,多位性伴侣或与新性伴侣为无保护性交。

(2)细菌性阴道病。

(3)分娩、流产或手术致子宫颈损伤。

(4)卫生不良或雌激素缺乏,局部抗感染能力差。

(三)心理-社会因素

1.对健康问题的感受

是否存在因无明显症状而不重视或延误治疗的情况。

2.对疾病的反应

是否因病变在子宫颈,又涉及生殖器官与性,而不愿及时就诊;或由阴道分泌物增多引起不适;或治疗效果不明显而烦躁不安;或遇有白带带血或接触性出血时,担心疾病的严重程度,疑有癌变而恐惧、焦虑。

3.家庭、社会及经济状况

家人对患者是否关心;家庭经济状况及是否有医疗保险。

六、护理措施

(一)一般护理

病室整洁、安静,保持环境清洁、舒适,注意室内空气流通,避免发生交叉感染。测量生命体征,定期巡视病室,细致观察病情变化及治疗反应等。

(二)症状护理

同"阴道炎的护理"。

(三)用药护理

药物治疗主要用于急性子宫颈炎。

1.用药选择

(1)经验性抗生素治疗:在未获得病原体检测结果前,采用针对衣原体的经验性抗生素治疗,阿奇霉素 1 g,单次顿服,或多西环素 100 mg,每天 2 次,连服 7 天。

(2)针对病原体的抗生素治疗:临床上除选用抗淋病奈瑟菌的药物外,同时应用抗衣原体感染的药物。对于单纯急性淋病奈瑟菌性子宫颈炎,常用药物有头孢菌素,如头孢曲松钠 250 mg,单次肌内注射,或头孢克肟 400 mg,单次口服等;对沙眼衣原体所致的子宫颈炎,治疗药物有四环素类,如多西环素 100 mg,每天 2 次,连服 7 天。

2.用药观察

注意观察药物的不良反应,若出现不良反应,立即停药并通知医师。

3.用药注意事项

注意药物的半衰期及有效作用时间;注意药物的配伍禁忌;抗生素应现配现用。

4.用药指导

若病原体为沙眼衣原体及淋病奈瑟菌,应对性伴侣进行相应的检查和治疗。

(四)物理治疗及手术治疗的护理

(1)慢性子宫颈炎:应根据不同病变采用不同的治疗方法。①子宫颈糜烂样改变:若为无症状的生理性柱状上皮异位,无须处理;对伴有分泌物增多、乳头状增生或接触性出血的患者,可给予局部物理治疗,包括激光、冷冻、微波等,也可以给予中药作为物理治疗前后的辅助治疗。②慢性子宫颈黏膜炎:针对病因给予治疗,若病原体不清可试用物理治疗,方法同上。③子宫颈息肉:配合医师行息肉摘除术。④子宫颈肥大:一般无须治疗。

(2)物理治疗的护理操作及配合,按照设备使用说明书及操作规程进行。

(3)物理治疗后应详细向患者说明注意事项。

(五)心理护理

(1)加强疾病知识宣传,引导患者正确认识疾病,及时就诊,接受规范治疗。

(2)向患者解释疾病与健康的问题,鼓励患者表达自己的想法。对病程长、迁延不愈的患者,给予关心和耐心解说,告知疾病的过程及防治措施;对病理检查发现子宫颈上皮有异常增生的病例,告知通过密切监测,坚持治疗,可阻断癌变途径,以缓解焦虑心理,增加治疗的信心。

(3)与家属沟通,让其多关心患者,支持患者,坚持治疗,促进康复。

第三节 盆腔炎性疾病

盆腔炎性疾病是指女性上生殖道及周围组织的一组感染性炎症,主要包括有子宫内膜炎、输卵管炎、盆腔腹膜炎、肝周炎和输卵管卵巢脓肿。炎症可以局限于一个部位,也可同时累及多个部位。最常见的是输卵管炎及输卵管卵巢脓肿。

一、发病机制

女性生殖系统具有比较完善的自然防御功能,当自然防御功能遭到破坏,或机体免疫力降低、内分泌发生变化或外源性病原体入侵而导致子宫内膜、输卵管、卵巢、盆腔腹膜、盆腔结缔组织发生炎症。感染严重时,可累及周围器官和组织,当病原体毒性强、数量多、患者抵抗力弱时,常发生败血症及脓毒血症,若未得到及时治疗,可发生盆腔炎性疾病后遗症。

二、临床表现

临床表现差异较大,常见症状为高热、下腹痛、阴道分泌物增多。疼痛常为持续性,活动或性交后加重;若出现腹膜炎,可有消化系统症状,如恶心、呕吐、腹胀、腹泻等。若有脓肿形成,可扪及下腹部肿块,可伴膀胱或直肠刺激症状,下腹部压痛、反跳痛及肌紧张。

三、辅助检查

(一)实验室检查

子宫颈黏液脓性分泌物,或阴道分泌物0.9%氯化钠溶液湿片中见到大量白细胞;红细胞沉降率升高;血C反应蛋白升高;子宫颈分泌物培养或革兰氏染色涂片淋病奈瑟菌呈阳性或沙眼衣原体呈阳性。

(二)阴道超声检查

显示输卵管增粗,输卵管积液,伴或不伴有盆腔积液、输卵管及卵巢肿块。

(三)腹腔镜检查

输卵管表面明显充血;输卵管壁水肿;输卵管伞端或浆膜面有脓性渗透物。

(四)子宫内膜活组织检查

证实子宫内膜炎。

四、治疗

(一)急性盆腔炎

主要为及时足量的抗生素药物治疗,必要时进行手术治疗。

(二)盆腔炎性疾病后遗症

多采用综合性治疗方案控制炎症,同时注意增强身体抵抗力,缓解症状。

五、护理评估

(一)健康史

(1)了解既往疾病史、用药史、月经史及药物过敏史。

(2)了解流产、分娩的时间、经过及处理。

(3)了解本次患病的起病时间、症状、疼痛性质、部位及有无全身症状。

(二)高危因素

1.年龄

盆腔炎性疾病高发年龄为 15～25 岁。

2.性活动及性卫生

初次性交年龄小、有多个性伴侣、性交过频及性伴侣有性传播疾病;有使用不洁的月经垫、经期性交等。

3.下生殖道感染

性传播疾病,如淋病奈瑟菌性子宫颈炎、衣原体性子宫颈炎及细菌性阴道病。

4.子宫腔内手术操作后感染

行刮宫术、输卵管通液术、子宫输卵管造影术、宫腔镜检查、人工流产、放置宫内节育器等手术时,消毒不严格或术前适应证选择不当,导致感染。

5.邻近器官炎症直接蔓延

如阑尾炎、腹膜炎等蔓延至盆腔。

(三)心理-社会因素

1.对健康问题的感受

是否存在因无明显症状或症状轻而不重视,致延误治疗。

2.对疾病的反应

是否由于慢性疾病过程长,患者思想压力大而产生焦虑、烦躁情绪。若病情严重,则担心预后,患者往往有恐惧、无助感。

3.家庭、社会及经济状况

是否存在因炎症反复发作,严重影响妇女生殖健康甚至导致不孕,且增加家庭与社会经济负担。

六、护理措施

(一)一般护理

病室整洁、安静,保持环境清洁、舒适,注意室内空气流通,避免发生交叉感染。测量生命体征,定期巡视病室,细致观察病情变化及治疗反应等。

(二)症状护理

(1)分泌物增多,同"阴道炎的护理"。

(2)支持疗法:卧床休息,取半卧位,有利于脓液积聚于直肠子宫陷凹处,使炎症局限;给予含有高热量、高蛋白、高维生素的食物或半流质食物,及时补充丢失的液体;对出现高热症状的患者,采取物理降温,出汗时及时更换衣物,保持身体清洁舒服;若患者腹胀严重,应行胃肠减压。

(3)症状观察:密切监测生命体征,测体温、脉搏、呼吸、血压,每 4 小时 1 次;物理降温后 30 分钟测体温,以观察降温效果。若患者突然出现腹痛加剧、寒战、高热、恶心、呕吐、腹胀,应立即报告医师,同时做好剖腹探查的准备。

(三)用药护理

1.门诊治疗

指导患者遵医嘱用药,了解用药方案并告知注意事项。头孢西丁钠 2 g,单次肌内注射,同时口服丙磺舒 1 g,然后改为多西环素 100 mg,每天 2 次,连服 14 天,可同时加服甲硝唑 400 mg,每天 2～3 次,连服 14 天;或选用其他第三代头孢菌素与多西环素、甲硝唑合用。

2.住院治疗

严格遵医嘱用药,了解用药方案并密切观察用药反应。

(1)头孢霉素类或头孢菌素类药物:头孢西丁钠 2 g,静脉滴注,每 6 小时 1 次。头孢替坦 2 g,静脉滴注,每 12 小时 1 次。加多西环素 100 mg,每 12 小时1 次,静脉输注或口服。对不能耐受多西环素者,可用阿奇霉素替代,每次500 mg,每天 1 次,连用 3 天。对输卵管卵巢脓肿患者,可加用克林霉素或甲硝唑。

(2)克林霉素与氨基糖苷类药物联合方案:克林霉素 900 mg,每 8 小时 1 次,静脉滴注;庆大霉素先给予负荷量(2 mg/kg),然后予维持量(1.5 mg/kg),每8 小时 1 次,静脉滴注;临床症状、体征改善后继续静脉应用 24~48 小时,克林霉素改口服,每次 450 mg,1 天 4 次,连用 14 天;或多西环素 100 mg,每 12 小时1 次,连续用药 14 天。

3.观察药物疗效

若用药后 48~72 小时,体温持续不降,患者症状加重,应及时报告医师处理。

4.中药治疗

主要为活血化瘀、清热解毒药物。可遵医嘱指导服中药或用中药外敷腹部,若需进行中药保留灌肠,按保留灌肠操作规程完成。

(四)手术护理

(1)药物治疗无效,经药物治疗 48~72 小时,体温持续不降,患者中毒症状加重或包块增大者。

(2)脓肿持续存在,经药物治疗病情好转,继续控制炎症 2~3 周,包块仍未消失但已局限化。

(3)脓肿破裂,突然腹痛加剧,寒战、高热、恶心、呕吐、腹胀,检查腹部拒按或有中毒性休克表现。

(五)心理护理

(1)关心患者,倾听患者诉说,鼓励患者表达内心感受,通过与患者进行交流,建立良好的护患关系,尽可能满足患者的合理需求。

(2)加强疾病知识宣传,解除患者思想顾虑,增加其对治疗的信心。

(3)与家属沟通,指导家属关心患者,与患者及家属共同探讨适合个人的治疗方案,取得家人的理解和帮助,减轻患者的心理压力。

第四节　多囊卵巢综合征

多囊卵巢综合征是最常见的妇科内分泌疾病之一。

一、发病机制

发病机制可能涉及下丘脑-垂体-卵巢轴调节功能异常、胰岛素抵抗和高胰岛素血症、肾上腺内分泌功能异常。

二、临床表现

(一)月经紊乱

多囊卵巢综合征导致患者无排卵或稀发排卵,约 70％患者伴有月经紊乱,主要的临床表现形式为闭经、月经稀发和功能失调性子宫出血,占月经异常妇女的 70％～80％,占继发性闭经患者的 30％,占无排卵型功能失调失性子宫出血患者的 85％。由于多囊卵巢综合征患者排卵功能障碍,缺乏周期性孕激素分泌,子宫内膜长期处于单纯高雌激素刺激下,内膜持续增生易发生子宫内膜单纯性增生、异常性增生,甚至子宫内膜非典型增生和子宫内膜癌。

(二)高雄激素相关临床表现

1.多毛

毛发的多少和分布因性别和种族的不同而有差异,多毛是雄激素增高的重要表现之一。

2.高雄激素性痤疮

多囊卵巢综合征患者多为成年女性痤疮,伴有皮肤粗糙、毛孔粗大,与青春期痤疮不同,具有症状重、持续时间长、顽固难愈、治疗反应差的特点。

3.女性型脱发

多囊卵巢综合征患者 20 岁左右即开始脱发。主要发生在头顶部,向前可延伸到前头部(但不侵犯发际),向后可延伸到后头部(但不侵犯后枕部),只是头顶部毛发弥散性稀少、脱落,它既不侵犯发际线,也不会发生光头。

4.皮脂溢出

多囊卵巢综合征患者产生过量的雄激素,发生高雄激素血症,使皮脂分泌增加,导致患者头面部油脂过多,毛孔增大,鼻唇沟两侧皮肤稍发红、油腻,头皮鳞屑多、头皮痒,胸、背部油脂分泌也增多。

5.男性化表现

主要表现为有男性型阴毛分布,一般不出现明显男性化表现,如阴蒂肥大、乳腺萎缩、声音低沉及其他外生殖器发育异常。在多囊卵巢综合征患者如有典型男性化表现应注意鉴别先天性肾上腺皮质增生、肾上腺肿瘤及分泌雄激素的肿瘤等。

(三)卵巢多囊样改变

关于卵巢多囊样改变的超声诊断标准虽然进行了大量的研究,但仍众说纷纭,加上人种的差异,其诊断标准的统一更加困难。

(四)其他

1.肥胖

肥胖占多囊卵巢综合征患者的 30%～60%,其发生率因种族和饮食习惯不同而不同。在美国,50%的多囊卵巢综合征妇女存在超重或肥胖,而其他国家的报道中肥胖型多囊卵巢综合征相对要少得多。多囊卵巢综合征的肥胖表现为向心性肥胖,甚至非肥胖的多囊卵巢综合征患者也表现为血管周围或网膜脂肪分布比例增加。

2.不孕

由于排卵功能障碍使多囊卵巢综合征患者受孕率降低,且流产率增高,但多囊卵巢综合征患者的流产率是否增加或流产是否为超重的结果目前还不清楚。

3.阻塞性睡眠窒息

这种问题在多囊卵巢综合征患者中常见,且不能单纯用肥胖解释,胰岛素抵抗较年龄、体质指数或循环睾酮水平对睡眠中呼吸困难的预测作用更大。

4.抑郁

多囊卵巢综合征患者抑郁发病率增加,且与高体质指数和胰岛素抵抗有关,患者生活质量和性满意度明显下降。

三、辅助检查

(一)基础体温测定

表现为单相型基础体温曲线。

(二)B超检查

卵巢增大,一侧或两侧卵巢有多囊改变。连续监测未见主导卵泡发育及排卵迹象。

(三)诊断性刮宫

应选在月经前数天或月经来潮 6 小时内进行,刮出的子宫内膜呈不同程度增生改变,无分泌期改变。

(四)腹腔镜检查

见卵巢增大,包膜增厚,表面光滑,呈灰白色,有新生血管。包膜下显露多个卵泡,无排卵征象,无排卵孔,无血体,无黄体。

(五)内分泌测定

雄激素水平高、雌激素改变、促性腺素变化、胰岛素抵抗、血清催乳素水平升高,腹部肥胖者应检测空腹血糖及口服葡萄糖耐量试验,还应检测空腹胰岛素及葡萄糖负荷后血清胰岛素。

四、治疗

以调整月经周期、降低血雄激素水平、改善胰岛素抵抗及有生育要求者促排卵为主,兼以调整生活方式,控制体重。

五、护理评估

(一)健康史

详细询问患者月经史,包括初潮年龄、月经周期、经期、经量等情况,询问患者及其家族的既往疾病史,了解患者生育史、血压、体重、饮食、运动状况等。

(二)生理状况

(1)症状:①月经失调;②不孕。

(2)体征:①多毛、痤疮;②肥胖;③黑棘皮症。

(三)高危因素

1.遗传因素

有多囊卵巢综合征、糖尿病、高血压、男性秃顶、肥胖家族史的少女患青春期多囊卵巢综合征的风险更高。

2.环境因素

超重、肥胖及继发的胰岛素抵抗。

3.其他因素

心理障碍如抑郁、焦虑;饮酒;睡眠质量差;慢性炎症;铁代谢异常等。

(四)心理-社会因素

(1)多毛、痤疮等高雄激素的临床表现和肥胖,可能导致自我形象紊乱和自尊低下。

(2)不孕患者担心家人不理解,影响家庭关系。

六、护理措施

(一)一般护理

病室整洁、安静,保持环境清洁、舒适,注意室内空气流通,避免发生交叉感染。测量生命体征,定期巡视病室,细致观察病情变化及治疗反应等。

(二)症状护理

(1)月经失调者需定期合理应用药物以调整月经周期。

(2)肥胖者应控制饮食和增加运动以降低体重、缩小腰围,可增加胰岛素敏感性,降低胰岛素、睾酮水平,从而恢复排卵及生育功能。

(三)用药护理

遵医嘱合理正确使用药物。

1.调整月经周期

(1)避孕药:为雌孕激素联合周期疗法,常用口服短效避孕药,周期性服用,疗程一般为3～6个月,可重复使用,能有效抑制毛发生长和治疗痤疮。口服避孕药不宜用于有血栓性疾病、心脑血管疾病及40岁以上吸烟的女性。青春期女孩应用口服避孕药前,应做好充分的知情同意。服药初期可能出现食欲不振、恶心、呕吐、乏力、头晕、乳房胀痛等反应,一般不需特殊处理。

(2)孕激素:后半周期疗法,适用于无严重高雄激素症状和代谢紊乱的患者。于月经周期后半期(第16～25天)口服地屈孕酮片10 mg,每天1次,共10天,或肌内注射黄体酮20 mg,每天1次,共5天。

2.降低血雄激素水平

(1)复方醋酸环丙孕酮(达英-35):高雄激素血症治疗首选药物。从自然月经或撤退出血第1～5天服用,每天1片,连续服用21天。停药约5天开始出现撤退性出血,撤退出血第1～5重新开始用药,至少3个月。告知患者停药后高雄激素症状将恢复。

(2)糖皮质激素:适用于雄激素过多的患者,常用药物为地塞米松,每晚0.25 mg,口服,剂量不宜超过每天0.5 mg,以免过度抑制垂体-肾上腺轴功能。

3.改善胰岛素抵抗

可采用二甲双胍,常用剂量为每次口服 500 mg,每天 2～3 次,3～6 个月复诊,了解月经和排卵情况,复查血胰岛素。二甲双胍常见不良反应是胃肠道反应,餐中用药可减轻反应。严重的不良反应是可能发生肾功能损害和乳酸性酸中毒,需定期复查肾功能。

4.诱发排卵

氯米芬为一线促排卵药物,从自然月经或撤退出血第 1～5 天开始口服,每天 1 次,每次 50 mg,共 5 天。如无排卵,遵医嘱可增加剂量。氯米芬抵抗患者可给予二线促排卵药物,如促性腺激素等。诱发排卵时易发生卵巢过度刺激综合征,需严密监测。

(四)手术护理

1.手术指征

严重的多囊卵巢综合征患者及对促排卵治疗无效者需行手术治疗。

2.手术方式

腹腔镜下卵巢打孔术或卵巢楔形切除术。

3.手术护理

病室整洁、安静,保持环境清洁、舒适,注意室内空气流通,避免发生交叉感染。测量生命体征,定期巡视病室,细致观察病情变化及治疗反应等。

(五)心理护理

(1)告知患者坚持治疗的重要性,多毛、痤疮、肥胖等症状会逐步缓解或消除,纠正自我形象紊乱,增强自尊心。

(2)告知患者通过规范治疗,有可能受孕,同时和家属沟通,希望家人给予患者理解和鼓励,保持家庭关系和睦。

第五节 子宫肌瘤

子宫肌瘤是女性生殖器官中最常见的一种良性肿瘤,也是人体中最常见的肿瘤之一,由平滑肌及结缔组织组成,常见于 30～50 岁妇女,20 岁以下少见。子宫肌瘤多见于宫体,少见子宫颈肌瘤,按肌瘤和子宫肌层的关系可分为肌壁间、黏膜下及浆膜下肌瘤。

一、发病机制

子宫肌瘤的发病机制,尤其是其启动因子,尚未完全明确。迄今为止的研究证据明确了卵巢性激素是子宫肌瘤生长必不可少的,卵巢性激素对靶细胞或靶组织的作用部分通过局部各种细胞因子的介导,从而调节细胞转化、细胞生长、细胞肥大、血管形成、细胞外基质形成,肌瘤得以形成和生长。

二、临床表现

(一)症状

多数患者无症状,仅在盆腔检查或超声检查时偶被发现。如有症状则与肌瘤生长部位、速度、有无变性及有无并发症关系密切,而与肌瘤大小、数目多少关系相对较小。患有多个浆膜下肌瘤者未必有症状,而一个较小的黏膜下肌瘤常可引起不规则阴道流血或月经过多。临床上常见的症状如下。

1.子宫出血

子宫出血为子宫肌瘤最主要的症状,出现于半数以上的患者。其中以周期性出血为多,可表现为月经量增多、经期延长或周期缩短,亦可表现为不具有月经周期性的不规则阴道流血。子宫出血以黏膜下肌瘤及肌壁间肌瘤较多见,而浆膜下肌瘤很少引起子宫出血。

2.腹部包块及压迫症状

肌瘤逐渐生长,当其使子宫增大超过 3 个月妊娠子宫大小或为位于宫底部的较大浆膜下肌瘤时,常能在腹部扪到包块,清晨膀胱充盈时更为明显。包块呈实性,可活动,无压痛。肌瘤长到一定大小时可引起周围器官压迫症状,子宫前壁肌瘤贴近膀胱者可产生尿频、尿急症状;巨大宫颈肌瘤压迫膀胱可引起排尿不畅甚至尿潴留;子宫后壁肌瘤特别是峡部或宫颈后唇肌瘤可压迫直肠,引起大便不畅、排便后不适感;巨大阔韧带肌瘤可压迫输尿管,甚至引起肾盂积水。

3.疼痛

一般情况下子宫肌瘤不引起疼痛,但不少患者可诉有下腹坠胀感、腰背酸痛。当浆膜下肌瘤发生蒂扭转或子宫肌瘤发生红色变性时可产生急性腹痛,肌瘤合并子宫内膜异位症或子宫腺肌症者亦不少见。

4.白带增多

子宫腔增大,子宫内膜腺体增多,加之盆腔充血,可使白带增加。子宫或宫颈的黏膜下肌瘤发生溃疡、感染、坏死时,则产生血性或脓性白带。

5.不孕与流产

有些子宫肌瘤患者伴不孕或易发生流产,对受孕及妊娠结局的影响可能与肌瘤的生长部位、大小及数目有关。巨大子宫肌瘤可引起宫腔变形,妨碍孕囊着床及胚胎生长发育;肌瘤压迫输卵管可导致管腔不通畅;黏膜下肌瘤可阻碍孕囊着床或影响精子进入宫腔。肌瘤患者自然流产率高于正常人群,其比约 4∶1。

6.贫血

由于长期月经过多或不规则阴道流血可引起失血性贫血,较严重的贫血多见于黏膜下肌瘤患者。

7.其他

极少数子宫肌瘤患者可产生红细胞增多症、低血糖,一般认为与肿瘤产生异位激素有关。

(二)体征

1.腹部检查

子宫增大超过 3 个月妊娠大小或较大宫底部浆膜下肌瘤,可在耻骨联合上方或下腹部正中扪及包块,实性,无压痛,若为多发性子宫肌瘤则肿块外形呈不规则状。

2.盆腔检查

妇科双合诊、三合诊检查,子宫呈不同程度增大,欠规则,子宫表面有不规则突起,呈实性,若有变性则质地较软。妇科检查时子宫肌瘤的体征根据其不同类型而异,带蒂浆膜下肌瘤若蒂较长,于宫旁可扪及实质性包块,活动自如,此种情况易与卵巢肿瘤混淆。黏膜下肌瘤下降至宫颈管口处,宫口松,检查者手指伸入宫颈口内可触及光滑球形的瘤体,若已脱出于宫颈口外则可见到肿瘤,表面呈暗红色,有时有溃疡、坏死。较大的宫颈肌瘤可使宫颈移位及变形,宫颈可被展平或上移至耻骨联合后方。

三、辅助检查

(一)超声检查

超声检查为目前最为常用的辅助诊断方法。它可显示子宫增大,形状不规则,肌瘤数目、部位、大小及肌瘤内部是否均匀或液化、囊变等。超声检查既有助于诊断子宫肌瘤,并为区别肌瘤是否有变性提供参考,又有助于与卵巢肿瘤或其他盆腔肿块鉴别。

(二)诊断性刮宫

通过宫腔探针探测子宫腔大小及方向,感觉宫腔形态,了解宫腔内有无肿块及其所在部位。对于子宫异常出血的患者常需鉴别子宫内膜病变,诊断性刮宫具有重要价值。

(三)宫腔镜检查

在宫腔镜下可直接观察宫腔形态、有无赘生物,有助于黏膜下肌瘤的诊断。

(四)腹腔镜检查

当肌瘤须与卵巢肿瘤或其他盆腔肿块鉴别时,可行腹腔镜检查,直接观察子宫大小、形态、肿瘤生长部位并初步判断其性质。

(五)磁共振检查

一般情况下,无须采用 MRI 检查,如果需要鉴别诊断是子宫肌瘤还是子宫肉瘤,MRI 检查尤其是增强延迟显像有助于鉴别。在腹腔镜手术前,MRI 检查也有助于临床医师在术前和术中了解肌瘤的位置,减少残留。

四、治疗

根据患者的症状、年龄和生育要求及肌瘤的类型、大小、数目全面考虑。可以观察等待、药物治疗或手术治疗。

五、护理评估

(一)健康史

仔细询问月经史、生育史,有无长期使用雌激素的历史;发病后月经变化情况,有无肌瘤压迫症状;曾接受治疗的经过、疗效及用药后的机体反应;如发现腹部包块者,应询问发现的时间、部位、质地及生长速度,如短时间内迅速增大,则应排除恶变的可能。

(二)高危因素

雌激素长期刺激,细胞遗传学异常。

(三)心理-社会因素

(1)患者急迫想要了解肿瘤性质,对治疗方案犹豫不决,对手术治疗充满恐惧不安的心理。

(2)患者对手术后生育功能、女性性征的维持、性生活产生担忧、焦虑。

六、护理措施

(一)一般护理

病室整洁、安静,保持环境清洁、舒适,注意室内空气流通,避免发生交叉感染。测量生命体征,定期巡视病室,细致观察病情变化及治疗反应等。

(二)症状护理

(1)阴道流血时观察阴道流血量,注意保持外阴清洁,勤换会阴垫。

(2)贫血患者给予高蛋白、含铁、富含维生素的饮食。

(3)阴道流血多的患者,遵医嘱正确使用止血药和子宫收缩药,必要时补液、输血、抗感染及刮宫止血治疗。

(4)肿瘤局部压迫导致排尿困难、尿潴留时,给予导尿以缓解尿潴留症状。

(5)肿瘤局部压迫导致大便不畅时,用缓泻剂软化粪便,以缓解便秘症状。

(6)黏膜下肌瘤脱出阴道者,保持局部清洁,防止感染。

(三)用药护理

1.药物治疗

适用于症状轻、近绝经年龄或全身情况不宜手术者。

2.常用药物

(1)促性腺激素释放激素类似物:常用药物有亮丙瑞林,每次 3.75 mg,或戈舍瑞林 3.6 mg,每月皮下注射 1 次。告知患者用药可以缓解症状并抑制肌瘤生长使其萎缩。但停药后又逐渐增大到原来大小。用药期间应观察有无绝经综合征、骨质疏松等症状,用药 6 个月以上可产生以上不良反应,故长期用药受限制。

(2)米非司酮:每天 12.5 mg,口服,可作为术前用药或提前绝经使用。早期服药可出现轻度恶心,无呕吐,继续服药后症状自然消失。告知患者米非司酮拮抗孕激素,抑制肌瘤生长,但长期使用米非司酮,可出现子宫内膜增生,因此用药期间需监测子宫内膜。

(四)手术护理

1.手术指征

有症状或疑有肉瘤变者。

2.手术方式

手术可经腹、经阴道或经宫腔镜及腹腔镜进行,手术方式有子宫肌瘤切除术和子宫切除术。

3.手术护理

(1)术前护理。①饮食护理:外阴、阴道手术及恶性肿瘤手术或可能涉及肠道的手术,术前3天进无渣半流质饮食,术前1天进流质饮食,手术前8小时禁食,术前4小时禁饮。②皮肤准备:腹部手术备皮范围是上起剑突水平,两侧至腋中线,下至大腿内上侧1/3及会阴部。阴道手术上起耻骨联合上10 cm,两侧至腋中线,下至外阴部、肛门周围、臀部及大腿内侧上1/3。腹腔镜手术患者重点做好脐周清洁,清除脐窝污垢。③肠道准备:清洁肠道应遵医嘱于术前3天、术前1天、手术当天灌肠或清洁灌肠,也可以口服缓泻剂代替多次灌肠。④阴道准备:遵医嘱术前1天或3天行阴道冲洗或擦洗,每天1～2次。

(2)术中护理:按手术室护理常规护理。

(3)术后护理。①详细了解术中情况,包括麻醉类型、手术范围、术中出血量、尿量、用药情况、有无特殊注意事项等。②术后体位:术后回病室根据麻醉方式决定体位,硬膜外麻醉者去枕平卧6～8小时,全麻患者未清醒时应去枕平卧,头偏向一侧。然后根据不同手术指导患者采取不同体位,如外阴癌根治术应采取平卧位,腹部手术可采取半卧位。③监测生命体征:通常术后每15～30分钟测量一次脉搏、呼吸、血压,观察患者精神状态,4～6小时平稳后可根据手术大小及病情改为每4小时1次或遵医嘱监测并记录。④饮食护理:术后6小时禁食禁饮,根据病情遵医嘱开始进食流质,然后半流质饮食,最后过渡到普食。⑤伤口护理:观察伤口有无渗血、渗液或敷料脱落的情况,有无阴道流血,发现异常应报告医师及时处理。⑥导尿管护理:保持导尿管通畅,观察并记录尿量、颜色、性质,手术当天每小时尿量应不少于100 mL,至少50 mL,如有异常,及时通知医师。根据手术范围及病情术后留置尿管1～14天,保持会阴清洁,每天2次会阴擦洗,防止发生泌尿系统感染,尿管拔除后4～6小时应督促并协助患者自行排尿,以免发生尿潴留。⑦引流管护理:包括盆腔、腹腔引流管,可经腹部或阴道放置,合理固定引流管,注意保持引流管通畅,避免扭曲、受压及脱落,注意观察引流液的颜色、性状及量并做好记录。一般24小时内引流液不超过200 mL,性状应为淡血性或浆液性,引流量逐渐减少,根据引流量,一般留置24～48小时,引流量<10 mL便可拔除。拔管后,注意观察置管伤口的愈合情况。⑧活动指导:鼓励尽早下床活动,暂时不能下床的患者需勤翻身、四肢适当活动,可以改善胃肠功能,预防或减轻腹胀,协助并教会患者做踝足运动,预防静脉血栓的发生。术后第一次下床的患者起床需缓慢,有护士或家属陪护,防止因直立性低血压引起晕厥。⑨疼痛护理:伤口疼痛,通常术后24小时内最为明显,可以更换体

位减轻伤口张力,遵医嘱给予止痛药;腹腔镜手术术后 1～2 天因二氧化碳气腹原因可引起双肋部及肩部疼痛,即串气痛,多可自行缓解,适当活动四肢可减轻症状,必要时使用镇痛剂。⑩腹胀护理:如出现腹胀不能缓解,可采取肛管排气、肌内注射新斯的明等护理措施。

(五)心理护理

(1)讲解子宫肌瘤相关知识,30 岁以上妇女约 20％有子宫肌瘤,是妇科最常见的良性肿瘤,消除其不必要的思想顾虑和不安。

(2)鼓励患者说出内心感受,耐心解答患者及家属的疑虑,增强康复信心。

(3)介绍常用治疗方案及各种方案的利弊,让患者参与决定治疗和护理方案,以良好的心态配合治疗。

(4)让患者了解子宫肌瘤切除术或子宫切除术并不是切除卵巢,对卵巢功能影响不大,手术后不影响性生活及女性性征。

第六节　早　　产

早产指妊娠期满 28 周至不足 37 周间分娩者。此时娩出的新生儿称为早产儿,体重为 1 000～2 499 g。早产儿各器官发育不够健全,出生孕周越小,体重越轻,其预后越差。我国早产占分娩总数的 5％～15％。出生 1 岁以内死亡的婴儿约 2/3 为早产儿。随着早产儿的治疗和监护手段不断进步,其生存率明显提高,伤残率下降,有些国家已将早产时间的下限定义为妊娠 24 周或20 周等。

一、病因

(1)胎膜早破,绒毛膜羊膜炎。

(2)下生殖道及泌尿系统感染。

(3)妊娠合并症和并发症。

(4)子宫过度膨胀及胎盘因素。

(5)子宫畸形。

(6)宫颈内口松弛。

二、临床表现

早产的主要临床表现是子宫收缩,最初为不规律宫缩,常伴有少量阴道出血或血性分泌物,以后发展为规律宫缩。子宫颈管先消退,然后扩张。

三、辅助检查

(一)产科检查

核实孕周,评估胎儿成熟度、胎方位等,观察产程进展,确定早产进程。

(二)实验室检查

阴道分泌物的生化指标检测、子宫颈分泌物培养。

(三)影像学检查

经阴道超声测量子宫颈管≤20 mm 或伴有宫口扩张;腹部超声胎盘及羊水。

四、治疗

(一)一般治疗

卧床,吸氧等。

(二)药物治疗

抑制宫缩,控制感染,预防新生儿呼吸窘迫综合征。

(三)分娩处理

临产后慎用呼吸中枢抑制药;侧切防新生儿颅内出血。

五、护理评估

(一)健康史

详细了解妊娠经过、孕产史及家族史。

(二)高危因素

(1)有晚期流产及早产史,再发风险高 2 倍。

(2)孕中期阴道超声检查子宫颈长度≤25 mm 的孕妇。

(3)有子宫颈手术史者。

(4)孕妇年龄＜17 岁或＞35 岁。

(5)妊娠间隔过短的孕妇,两次妊娠时间如控制在 18～23 个月,早产风险相对较低。

(6)孕妇体质指数＜19 kg/m^2,或孕前体重＜50 kg,营养状况差等。

(7)多胎妊娠者,双胎早产率近 50%,三胎早产率高达 90%。

（8）辅助生殖技术助孕者。

（9）胎儿及羊水量异常者。

（10）有妊娠并发症或合并症者，如并发重度子痫前期、子痫、产前出血、妊娠期肝内胆汁淤积症、妊娠期糖尿病、并发甲状腺疾病、严重心肺疾患、急性传染病等。

（11）异常嗜好，如烟酒嗜好或吸毒的孕妇。

六、护理措施

（一）一般护理

实时监测生命体征变化；产科检查通过四步触诊判定胎方位，注意监护胎心情况、宫高变化、腹部压痛范围和程度等。

（二）产程观察

（1）严密观察产妇宫缩情况，必要时检查宫口扩张、先露下降及胎膜破裂情况并做好记录。

（2）加强胎心监护。

（3）分娩镇痛以硬脊膜外阻滞麻醉镇痛相对安全。

（4）不提倡常规会阴侧切。

（5）不支持没有指征应用产钳。

（三）用药护理

1.宫缩抑制剂

（1）钙通道阻滞剂：硝苯地平，口服，起始剂量为 20 mg，然后每次 10～20 mg，每天 3～4 次，根据宫缩情况调整，可持续 48 小时。服药中注意观察血压，防止血压过低。

（2）前列腺素合成酶抑制剂：吲哚美辛，经阴道或直肠给药，也可口服，起始剂量为 50～100 mg，然后每 6 小时给 25 mg，可维持 48 小时。

（3）β_2 肾上腺素能受体兴奋剂：利托君，静脉滴注，起始剂量 50～100 $\mu g/min$，每 10 分钟可增加剂量 50 $\mu g/min$，至宫缩停止，最大剂量不超过 350 $\mu g/min$，共 48 小时。使用过程中应密切观察心率和主诉，如心率超过 120 次/分，或诉心前区疼痛则停止使用。

（4）缩宫素受体拮抗剂：阿托西班，静脉滴注，起始剂量为 6.75 mg/min，继之以 18 mg/h 的剂量维持 3 小时，接着以 6 mg/h 的剂量维持 45 小时。

(5)不推荐 48 小时后的持续宫缩抑制剂治疗。

(6)尽量避免联合使用 2 种或 2 种以上宫缩抑制剂。

2.硫酸镁的应用

推荐妊娠 32 周前早产者常规应用硫酸镁作为胎儿中枢神经系统保护剂治疗。硫酸镁不但能降低早产儿脑瘫的风险,而且能减轻妊娠 32 周早产儿的脑瘫程度。32 周前的早产临产,宫口扩张后用药,负荷剂量 4.0 g 静脉滴注,30 分钟滴完,然后以 1 g/h 维持至分娩。

3.糖皮质激素促胎肺成熟

所有妊娠 28～34^{+6} 周的先兆早产应当给予 1 个疗程的糖皮质激素。应用地塞米松 6 mg 肌内注射,每 12 小时重复 1 次,共 4 次;若早产临产,来不及完成整个疗程,也应给药。降低新生儿死亡率、呼吸窘迫综合征、脑室周围出血、坏死性小肠炎的发病率及缩短新生儿入住 ICU 的时间。

4.抗感染治疗

对胎膜完整的早产,使用抗生素不能预防早产,除非分娩在即而下生殖道 β 型溶血性链球菌检测呈阳性,否则不推荐应用抗生素;对未足月胎膜早破者,预防性使用抗生素。

(四)心理护理

(1)为孕产妇提供心理支持,加强陪伴以减少产程中的孤独感、无助感。

(2)积极应对,可安排时间与孕妇进行开放式讨论。

(3)帮助建立母亲角色,接纳婴儿,为母乳喂养做准备。

第七节 胎 盘 早 剥

妊娠 20 周后或分娩期,正常位置的胎盘在胎儿娩出前,部分或全部从宫壁剥离,称为胎盘早剥。发病率在国外为 1‰～2‰,国内为 0.46‰～2.1‰,属于晚期妊娠并发症,起病急、发展快,若处理不及时可危及母儿生命。

一、发病机制

尚不清楚,可能与以下因素有关。

(1)孕妇血管病变导致蜕膜静脉床淤血或破裂,形成胎盘后血肿而致部分或全部胎盘剥离。

（2）宫腔压力骤减导致胎盘与宫壁发生错位而剥离。

（3）机械性因素：外伤、脐带过短等引起胎盘后血肿导致胎盘剥离。

（4）滥用可卡因、孕妇代谢异常、血栓形成等其他原因导致的胎盘剥离。

二、临床表现

（一）症状

轻型胎盘早剥症状不明显，典型症状是阴道出血、腹痛、子宫收缩和子宫压痛。出血特征为陈旧性不凝血。绝大多数发生在孕34周以后。往往是胎盘早剥的严重程度与阴道出血量不相符。后壁胎盘的隐性剥离多表现为腰背部疼痛，子宫压痛可不明显。部分胎盘早剥伴有宫缩，但宫缩频率高、幅度低，间歇期也不能完全放松。

（二）体征

常常是胎心率首先发生变化，宫缩后子宫弛缓欠佳。触诊时子宫张力增大，宫底增高，严重时子宫呈板状，腹部肌紧张，压痛明显，胎位触及不清；胎心率改变或消失。

三、辅助检查

（一）超声检查

超声检查不是诊断胎盘早剥的敏感手段，准确率在25%左右。超声检查无异常发现也不能排除胎盘早剥，但可用于前置胎盘的鉴别诊断及保守治疗的病情监测。

（二）胎心监护

胎心监护用于判断胎儿的宫内状况，胎盘早剥时可出现胎心监护的基线变异消失、变异减速、晚期减速、正弦波形及胎心率缓慢等。

（三）实验室检查

主要监测产妇的贫血程度、凝血功能、肝功能、肾功能及电解质等。进行凝血功能检测和纤溶系统确诊试验，以便及时发现弥散性血管内凝血。

四、治疗

根据孕周、早剥的严重程度，有无并发症，宫口开大情况，胎儿宫内状况等决定。治疗包括纠正休克；监测胎儿宫内情况；阴道分娩或剖宫产终止妊娠；保守治疗;处理产后出血及弥散性血管内凝血等严重并发症。

五、护理评估

(一)健康史

本次妊娠经过、孕产史及家族史等。

(二)高危因素

胎盘早剥的高危因素包括产妇有血管病变、机械因素、子宫静脉压升高、高龄多产、外伤及接受辅助生育技术助孕等。

(三)心理-社会因素

胎盘早剥孕妇发生内出血时,严重者常表现为急性贫血和休克症状,而无阴道流血或有少量阴道流血。因此,对胎盘早剥孕妇除进行阴道流血的量、色评估外,应重点评估腹痛的程度、性质,孕妇的生命体征和一般情况,及时、正确地了解孕妇的身体状况。胎盘早剥孕妇入院时情况危急,孕妇及其家属常常感到高度紧张和恐惧。

六、护理措施

(一)一般护理

实时监测生命体征变化;产科检查通过四步触诊判定胎方位,注意监护胎心情况、宫高变化、腹部压痛范围和程度,阴道流血等。

(二)症状护理

(1)患者入院时,情况危重、处于休克状态,应积极补充血容量,及时输入新鲜血液,尽快改善患者状况。胎盘早剥一旦确诊,必须及时终止妊娠。终止妊娠的方法根据胎次、早剥的严重程度、胎儿宫内状况及宫口开大等情况而定。此外,对并发症如凝血功能障碍、产后出血和急性肾衰竭等进行处理。

(2)严密观察病情变化,及时发现并发症。凝血功能障碍表现为皮下、黏膜或注射部位出血,子宫出血不凝,有时有尿血、咯血及呕血等现象;急性肾衰竭可表现为尿少或无尿。护士应高度重视上述症状,一旦发现,及时报告医师并配合处理。

(3)对于有外伤史的产妇或疑有胎盘早剥时,应至少行 4 小时的胎心监护,以早期发现胎盘早剥。

(三)用药护理

(1)对于孕 32~34 周的 0~Ⅰ级胎盘早剥者,可予以保守治疗。

（2）纠正休克,改善患者一般情况。护士应迅速开放静脉,积极补充血容量,及时输入新鲜血液,既能补充血容量,又能补充凝血因子。同时密切监测胎儿状态。

（3）由于凝血功能障碍及子宫收缩乏力,胎盘早剥患者常发生产后出血。应给予促宫缩药物,针对性补充血制品。

(四)心理护理

胎盘早剥孕妇入院时情况危急,注意产妇及家人的情绪变化,及时予以疏导,对产妇及家人讲解各种治疗过程以取得配合。

第八节　产后出血

产后出血是指胎儿娩出后 24 小时内出血量超过 500 mL。产后出血是分娩期的严重并发症,居我国孕产妇死亡原因的首位。其发生率占分娩总数的2％～3％,其中 80％以上发生在产后 2 小时内。本节同时介绍晚期产后出血,即分娩 24 小时后,产褥期内发生的子宫大量出血,称为晚期产后出血,以产后 1～2 周发病最常见。

一、病因

导致产后出血的主要原因有子宫收缩乏力、胎盘因素、软产道损伤、凝血功能障碍。其中子宫收缩乏力是产后出血最常见的原因,占产后出血总数的70％～80％。

(一)子宫收缩乏力

导致子宫收缩乏力的因素包括精神过度紧张、体质虚弱等全身因素,产程延长、前置胎盘、胎盘早剥等产科因素,多胎妊娠、羊水过多、巨大胎儿、子宫肌瘤等子宫因素及过多使用镇静剂、麻醉剂等药物因素。

(二)胎盘因素

胎盘因素包括胎盘滞留、胎盘植入、胎盘部分残留等。

(三)软产道损伤

容易导致软产道损伤的因素包括手术助产、急产、巨大胎儿分娩、软产道组织弹性差等。

(四)凝血功能障碍

凝血功能障碍包括原发性血小板减少、再生障碍性贫血等原发凝血功能异常及子痫、死胎、羊水栓塞、胎盘早剥等产科因素所致的继发性凝血功能异常。

导致晚期产后出血的常见原因有胎盘及胎膜残留、蜕膜残留、胎盘附着面复旧不全、感染、剖宫产术后子宫切口裂开等,其中胎盘、胎膜残留为阴道分娩最常见的原因。

二、临床表现

(一)产后出血的症状与体征

1.症状

阴道大量流血,伴有面色苍白、出冷汗,主诉口渴、头晕、心慌、寒战等。若胎儿娩出后立即发生阴道流血,色鲜红能自凝,应考虑软产道裂伤;若胎儿娩出后数分钟发生阴道流血,色暗红,应考虑胎盘因素;若胎盘娩出后阴道流血,色暗红,子宫质软,子宫底扪不清,应考虑子宫收缩乏力;若阴道持续流血,且血液不能自凝,应考虑凝血功能障碍。失血表现明显但阴道流血不多者,应警惕阴道血肿的可能。剖宫产者,表现为胎盘剥离面广泛出血或切口裂伤处持续出血。

2.体征

血压下降、脉搏细速,子宫收缩乏力性出血者,子宫轮廓不清,经按摩后子宫质地变硬,且按摩时伴有大量阴道流血。

(二)晚期产后出血的症状与体征

1.症状

胎盘、胎膜残留及蜕膜残留者多发生在产后 10 天左右,表现为血性恶露持续时间延长,反复出血或突然大量出血;胎盘附着面复旧不全者多发生于产后 2 周左右,表现为反复多次阴道流血或突然大量阴道流血;剖宫产术后切口愈合不良或裂开者,多发生在术后 2~3 周,表现为急性大量出血,严重者可发生休克。常伴有腹痛、发热、恶露异常等感染症状。

2.体征

子宫大而软,宫口松弛,阴道及宫口可有血块堵塞或见残留组织;感染者子宫压痛明显。

三、辅助检查

(一)产科检查

评估子宫收缩情况及宫底高度。

(二)出血量的估计

估计出血量的方法有称重法、容积法、面积法、休克指数法等。

(三)实验室检查

血常规,出、凝血时间,凝血酶原时间及纤维蛋白原测定。

(四)B超检查

晚期产后出血时可了解子宫大小、宫腔内有无残留物及子宫切口愈合情况。

(五)血 β-hCG 测定

晚期产后出血者了解有无胎盘残留或滋养细胞疾病。

(六)病理检查

晚期产后出血者的宫腔刮出物送病理检查,了解有无蜕膜、绒毛组织等,协助诊断。

四、治疗

针对出血原因迅速止血;补充血容量,纠正失血性休克;防治感染。

五、护理评估

(一)健康史

详细了解分娩经过,了解有无多胎妊娠、羊水过多、重症肝炎、精神过度紧张等,有无软产道裂伤、胎盘植入等。

(二)心理-社会因素

评估产妇及家属有无惊慌、恐惧等心理问题及对治疗护理的配合程度。

(三)高危因素

1.产后出血的高危因素

(1)产妇精神过度紧张或恐惧者。

(2)临产后过多使用镇静剂、麻醉剂或子宫收缩抑制剂者。

(3)有妊娠并发症或合并症者,如前置胎盘、胎盘早剥、妊娠期高血压疾病、多胎妊娠、羊水过多、巨大胎儿、子宫肌瘤、宫内感染等。

（4）胎盘植入或产后胎盘滞留者。

（5）行阴道助产手术者。

（6）急产或软产道组织弹性差者。

（7）合并凝血功能障碍性疾病者，如原发性血小板减少、再生障碍性贫血、重症肝炎等。

（8）羊水栓塞、重度子痫、死胎等可引起弥散性血管内凝血，从而导致产后出血。

2.晚期产后出血的高危因素

（1）胎盘植入者。

（2）前置胎盘者。

（3）卫生习惯不良者。

（4）胎膜早破、产程延长及多次行阴道检查者。

（5）术中出血多导致贫血者。

（6）多次剖宫产史者。

（7）剖宫产横切口选择过高或过低者。

（8）剖宫产切口缝合不当者。

六、护理措施

（一）一般护理

除产科一般护理外，还应鼓励产妇多食富含高蛋白、铁和维生素的食物，如牛奶、鸡蛋、瘦肉、绿叶蔬菜、水果等，少量多餐。晚期产后出血者，若有组织物排出，应保留并送病理检查。

（二）止血的护理

1.子宫收缩乏力性出血

可通过按摩子宫、使用宫缩剂、宫腔内填塞纱条、结扎血管等进行止血，必要时切除子宫。

2.胎盘因素所致出血

胎盘已剥离但尚未娩出者，可挤压宫底，牵引脐带协助胎盘娩出；胎盘粘连者，可徒手剥离胎盘后协助娩出；胎盘、胎膜残留者，可行刮宫术；胎盘植入者，应及时做好子宫切除术的准备。

3.软产道损伤所致出血

应及时缝合裂伤处。有软产道血肿者，应切开血肿，清除积血，再缝合止血。

4.凝血功能障碍所致出血

尽快输注新鲜全血,补充血小板、纤维蛋白原、凝血因子等。

(三)失血性休克的护理

对产后失血过多者,应及早补充血容量;对失血多甚至发生休克者,应保持环境安静,协助产妇取平卧位,吸氧、保暖,严密观察并详细记录产妇的意识状态、皮肤颜色、血压、脉搏、呼吸及尿量,建立静脉通道并遵医嘱输血输液;观察子宫收缩情况及会阴部切口情况,遵医嘱应用抗生素预防感染。

(四)用药护理

遵医嘱使用抗生素预防感染,特别是晚期产后出血,常用青霉素、头孢菌素类抗生素,待病原菌和药物敏感试验结果明确后,再改用敏感抗生素。

(五)心理护理

产后出血导致产妇体质虚弱,活动无耐力,护理人员应主动关心产妇,增加其安全感,并鼓励产妇说出内心的感受。

参 考 文 献

[1] 孙丽博.现代临床护理精要[M].北京:中国纺织出版社,2020.

[2] 万霞.现代专科护理及护理实践[M].开封:河南大学出版社,2020.

[3] 闫金辉.内科护理[M].北京:高等教育出版社,2019.

[4] 刘阳.常见疾病护理常规[M].北京:科学技术文献出版社,2018.

[5] 蔡华娟,马小琴.护理基本技能[M].杭州:浙江大学出版社,2020.

[6] 张苹蓉,卢东英.护理基本技能[M].西安:陕西科学技术出版社,2020.

[7] 赵风琴.现代临床内科护理与实践[M].汕头:汕头大学出版社,2019.

[8] 岳海凤.现代内科护理基础与实践[M].哈尔滨:黑龙江科学技术出版社,2019.

[9] 刘楠楠.内科护理[M].北京:人民卫生出版社,2021.

[10] 陈艳丽.神经内科护理新理论[M].天津:天津科学技术出版社,2018.

[11] 王林霞.临床常见病的防治与护理[M].北京:中国纺织出版社,2020.

[12] 任潇勤.临床实用护理技术与常见病护理[M].昆明:云南科技出版社,2020.

[13] 赵霞.临床外科护理实践[M].武汉:湖北科学技术出版社,2018.

[14] 宋宇,徐菲.神经内科护理[M].北京:人民卫生出版社,2019.

[15] 张薇薇.基础护理技术与各科护理实践[M].开封:河南大学出版社,2021.

[16] 刘巍,常娇娇,盛妍.实用临床内科及护理[M].汕头:汕头大学出版社,2019.

[17] 丁四清,毛平,赵庆华.内科护理常规[M].长沙:湖南科学技术出版社,2019.

[18] 赵安芝.新编临床护理理论与实践[M].北京:中国纺织出版社,2020.

[19] 张华.临床呼吸内科疾病护理[M].北京:中国人口出版社,2018.

[20] 刘丽琴.现代内科护理精粹[M].西安:西安交通大学出版社,2018.

[21] 程娟.临床专科护理理论与实践[M].开封:河南大学出版社,2020.

[22] 陈雪.实用内科护理新思维[M].天津:天津科学技术出版社,2018.

[23] 吴欣娟.临床护理常规[M].北京:中国医药科技出版社,2020.

［24］杨秀霞.现代妇产科护理技术与应用［M］.汕头：汕头大学出版社,2020.

［25］张晓霞,于丽丽.外科护理［M］.济南：山东人民出版社,2021.

［26］张桂芝.现代常见病内科护理［M］.哈尔滨：黑龙江科学技术出版社,2018.

［27］尹玉梅.实用临床常见疾病护理常规［M］.青岛：中国海洋大学出版社,2020.

［28］石会乔,魏静.外科疾病观察与护理技能［M］.北京：中国医药科技出版社,2019.

［29］鲁昌盛.外科护理［M］.长沙：中南大学出版社,2019.

［30］周红梅.实用临床综合护理［M］.汕头：汕头大学出版社,2021.

［31］马秀芬,王婧.内科护理［M］.北京：人民卫生出版社,2020.

［32］狄树亭,董晓,李文利.外科护理［M］.北京：中国协和医科大学出版社,2019.

［33］李勇,郑思琳.外科护理［M］.北京：人民卫生出版社,2019.

［34］韩美.现代临床消化病护理思维与实践［M］.昆明：云南科技出版社,2020.

［35］高正春.护理综合技术［M］.武汉：华中科技大学出版社.2021.

［36］王小明.细节护理在内科护理中的应用疗效观察［J］.中西医结合心血管病,2019,7(26):108.

［37］李凌燕.人性化护理在妇产科护理中的应用［J］.继续医学教育,2020,34(7):101-103.

［38］赵虹,杨涛.优质护理干预在妇产科护理中的效果观察［J］.山西医药杂志,2020,49(5):631-632.

［39］于秀丽.分析瞳孔改变在神经内科护理工作中的意义［J］.中国医药指南,2020,18(3):339-340.

［40］张素红,周莉娅,黄晓哲.呼吸内科护理管理中临床护理保护的应用效果研究［J］.现代医药卫生,2020,36(2):260-262.